中医药科普读本

第一辑

手到病除

金敬梅　荆悦／主编

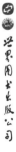

世界图书出版公司

图书在版编目（CIP）数据

手到病除 / 金敬梅，荆悦主编 . —— 北京：世界图
书出版公司 , 2019.4
（中医药科普读本 . 第一辑）
ISBN 978-7-5192-5995-2

Ⅰ . ①手… Ⅱ . ①金… ②荆… Ⅲ . ①按摩疗法（中医）
—青少年读物 Ⅳ . ① R244.1-49

中国版本图书馆 CIP 数据核字 (2019) 第 029459 号

书　　　名	中医药科普读本 . 第一辑 . 手到病除	
（汉语拼音）	ZHONGYIYAO KEPU DUBEN.DI-YI JI.SHOU DAO BING CHU	
编　　　者	金敬梅　荆　悦	
总　策　划	吴　迪	
责　任　编　辑	韩　捷	
装　帧　设　计	刘　陶	
出　版　发　行	世界图书出版公司长春有限公司	
地　　　址	吉林省长春市春城大街 789 号	
邮　　　编	130062	
电　　　话	0431-86805551（发行）　0431-86805562（编辑）	
网　　　址	http：//www.wpcdb.com.cn	
邮　　　箱	DBSJ@163.com	
经　　　销	各地新华书店	
印　　　刷	吉林省金昇印务有限公司	
开　　　本	787 mm×1092 mm　1/16	
印　　　张	10	
字　　　数	107 千字	
印　　　数	1—5 000	
版　　　次	2019 年 4 月第 1 版　　2019 年 4 月第 1 次印刷	
国　际　书　号	ISBN 978-7-5192-5995-2	
定　　　价	360.00 元（全十册）	

目录

推拿漫谈

推拿实用手法

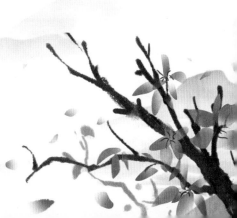

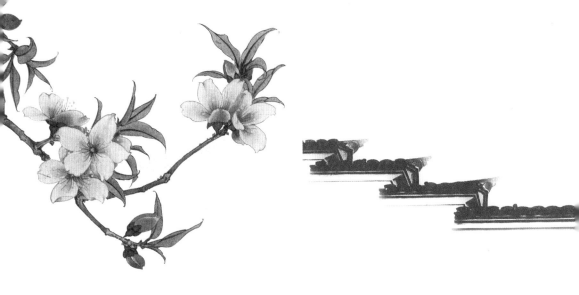

推拿常用穴位

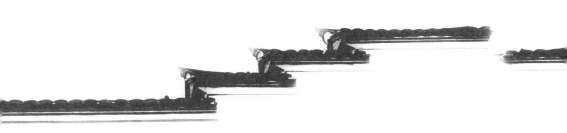

推拿治常见病

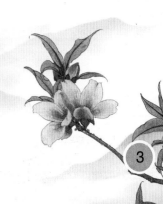

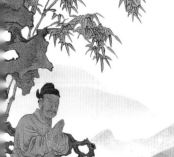

推拿漫谈

TUINA
MANTAN

随处可见的推拿疗法

生活中，我们时常会遇到这样的情况：

当感到冷时，我们会情不自禁地搓手取暖。

小孩子玩耍时不小心碰到哪里，家长会马上替他揉揉，减缓疼痛。

坐时间长了，感觉腰酸背痛，会下意识地捶捶酸痛处。

这些人们用手对身体的不适所做的处理，从中医角度来说，就是一种治病的方法，叫作推拿。

推拿又称按摩、按跷、跷引、案杌，是人类历史中最古老的一种治疗方法。早在原始社会，人们在生产劳作时或与野兽搏斗中，难免会受伤，身体会出现酸痛、肿痛的现象，就自然地用手去抚摸、揉按，使

中医药科普读本 第一辑

手到病除

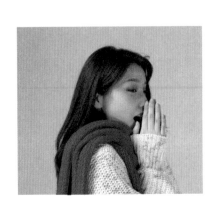
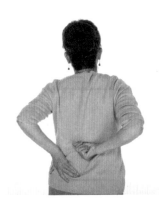

疼痛得到缓解。人类本能地重复应用一些能够祛除不适的抚摸、按揉手法，经过长期的积累与发展，这些手法逐渐从无意识的偶然动作演变成为系统的按摩治疗手法。

随着人类社会的进步，按摩术也从原来的本能活动被应用于医疗实践中。

中医学经典巨著《黄帝内经》中就指出：我国中部地区地势平坦而且湿润，物产丰富，人们吃的东西杂乱且自身缺乏运动，因此导致肢体萎缩、软弱等病，建议人们通过按摩来治疗，由此按摩疗法渐渐从中部地区传播开来。

春秋战国时期有扁鹊抢救昏死患者的成功事例。一次扁鹊经过虢国，遇到虢国太子昏迷不醒，就指导弟子运用按摩、针灸，成功地抢救了虢国太子。

隋唐时期，随着生产力的发展，文化的昌盛，医学科目开始逐步完善。按摩已列入医学教育的正式科目，并设有专科，如按摩专科医生、按摩博士，将这古老的导引之法正式作为教学内容。

明清时期中医学已经有了显著的发展，推拿也日趋成熟，主要表现在小儿推拿有突破性进展，正骨推拿、保健推拿已形成了内容丰富的知识体系。当时，编著出版了许多按摩医学书籍，最具代表性的《小儿

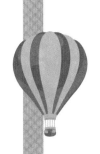

按摩经》可算是我国现存最早的推拿书籍。也就是在这个时期，按摩被推拿一词所代替。这一名称的改革，体现了按摩疗法的发展和人们对推拿认识的提高，标志着推拿史上一个很大的飞跃。

乾隆年间编著的清代医学全书《医宗金鉴·正骨心法要旨》，对宋朝以来的骨伤按摩成就及民间经验进行了系统的总结和整理，把整骨按摩归纳为"摸、接、端、提、按、摩、推、拿"正骨八法。由此可见，明清时期是我国历史上推拿专著出版最兴旺时期，现存的推拿古籍几乎都是那个时代出版的产物。

中华人民共和国成立以后，在国家对中医政策关怀下，推拿又迅速发展起来，推拿专业正式列入国家教育体系。1987年国家教委颁布的《全国高等学校医药本科专业目录》正式将推拿专业列入招生计划，至此全国大多数中医学院都设立针灸推拿系。上海中医药大学率先培养出一批高层次的推拿专业硕士、博士研究生，推拿人才的培养转入了国家高等教育的轨道。

推拿虽是一种古老的医疗方法，但却是中医学的重要组成部分，从古至今为中华民族的繁衍及健康做出了巨大的贡献。

中医药科普读本 第一辑

手到病除

推拿为什么能治病

推拿就是通过一定的手法作用于人体的特定部位或穴位，以调节或缓解身体上的不适状况，实现治病强身的效果。所以人们常说推拿可以"舒筋活血""有病治病，无病强身"，属于中医学中的一种外治法。

那么，为什么用手在人体表面进行推拿，就能治体内的病呢？根据中医理论，人体的经络、穴位可以将体表与体内的脏腑及身体各处连通起来，另外像手、足、面部和背部等部位，也有与脏腑连通的反射

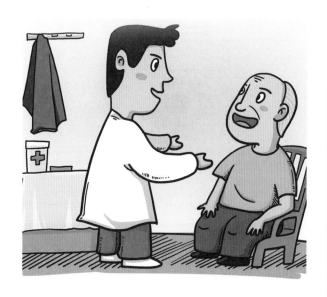

区。由于脏腑是人的生命活动的主要器官，那么通过作用经络、穴位、反射区等部位，就能间接起到影响脏腑的作用，从而起到调节身体的生理、病理状况，达到防病、治病的目的。

所以，推拿不仅可以直接改变所作用地方的生理情况，还可以通过经络、穴位及反射区的传导功能，起到调理脏腑、医治全身的作用。那么，推拿对人体的效用有以下几个方面：

一、推拿能消除身体的肿痛和麻木

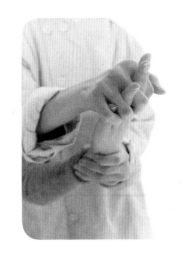

当人体受伤，生病或缺乏运动时，会导致血液循环不畅，从而引发肢体麻木、活动不灵便、肿胀作痛，甚至脏腑不和。推拿能通过适当的手法，促进机体组织活动，增强血液循环，增加施治部位的血液

流量，从而起到活血化瘀，消肿止痛，恢复肢体弹力和伸缩性的作用。

二、推拿能起到调理脏腑的作用

推拿手法作用于经络、穴位或反射区，相当于间接对脏腑进行推拿，从而达到调节相应脏腑功能的目的。

三、推拿能对软组织损伤进行调整和恢复

针对软组织的损伤，都可以通过推拿手法，以外力的直接作用得到纠正，而使筋络顺接，气血运行流畅。运用推拿手法可以使关节脱位者整复，筋撕裂者对位等，从而消除损伤引起的肌肉痉挛和局部疼痛，有利于损伤部位的恢复。

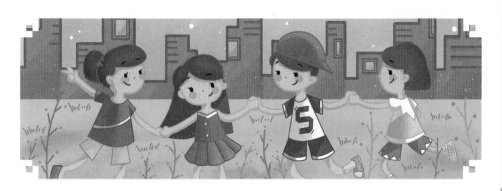

手到病除

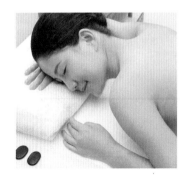

四、推拿可以松解关节的粘连

针对因关节粘连而导致活动受限的病情，可以通过弹拨、被动地活动关节的手法，就能松解粘连，使处理部位气血畅通，活动自如。

五、推拿能使气血调和

中医认为，气和血是构成人体和维持生命活动的本源物质，它们周流全身内外，对身体和各部分组织起着重要的作用。气血运行一旦发生障碍，人就会生病。气血主要是沿着经脉运行的，那么在一定的经脉、穴位上进行推拿时，就可以促进气血的循环，使气血更加充足旺盛，机体的生理活动恢复正常了，疾病也就消除了。

六、推拿能滋润皮肤，强身健体

实验证明，用推、揉、搓手法按

摩体表，能使皮下血液循环加强，改善皮肤状态，起到滋润皮肤、美容和抗病的作用。同时，推拿又能使人体的新陈代谢加快，减少体内脂肪沉积，起到减肥健美的效果。

　　由这些推拿的作用原理可以看出，推拿不用借助任何工具和药物，却可以从治疗到保健等多方面，对人体起到很多的作用，且安全无副作用，所以它有广阔的发展前景。

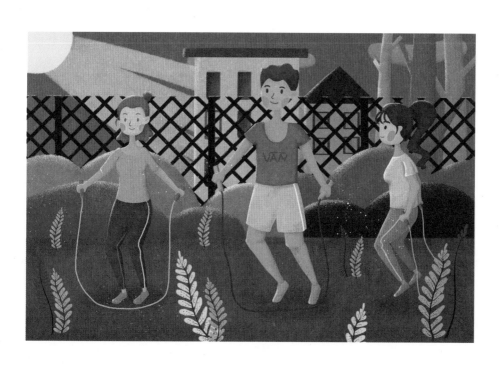

推拿疗法的适应证与禁忌证

推拿疗法的适应范围很广，凡内、外、妇、儿、五官、神经各科的常见病，一般都能够用推拿来治疗。一些慢性病和功能性病证，单独用推拿也可治愈。有些服药打针无效或疗效不佳的病证，都能通过推拿收到较好的效果，如内科中的头痛、感冒、高血压、卒中后遗症、胃脘痛、肠胃功能紊乱；外科中的肩周炎、椎间盘突出症、肥大性脊椎炎、颈椎病、落枕、腰肌纤维炎、梨状肌综合征、关节炎、四肢关节扭挫伤、肠粘连、蛔虫性肠梗阻、乳腺炎等，推拿治疗效果都较为满意。

推拿虽适应范围广泛，但也不是百病皆治，仍有一些禁忌证，如：

（1）白喉、伤寒等急性传染病。

（2）各种皮肤病，如麻风、癣、开放性损伤及烫火伤。

（3）各种肿瘤，特别是恶性肿瘤的局部。

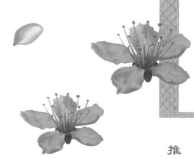

（4）精神病。

（5）脊椎结核、多发性结核、肺结核。

（6）急性肾炎。

（7）容易引起出血的各种疾病。

（8）妇科的一些疾病慎用。

（9）体内有金属固定的疾病，慎用。

（10）极度疲乏、饥饿、饮酒后和病久体弱及大失血病人均应慎用。

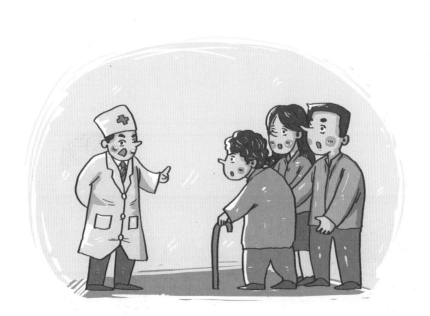

推拿时的注意事项

1. 洗手

按摩者在操作之前应洗手，剪短指甲，避免擦伤皮肤。如在冬天，手应先取暖后再行治疗。

2. 排便

治疗前患者应先排便，以免在按摩腹部时引起不适感觉，必要时在按摩前再排小便一次。

3. 体位

按摩时患者应取正确体位，全身肌肉应松弛、自由呼吸。

4. 压力

按摩时手的压力应均匀，并以病情需要和部位来决定压力大小，一般应按先轻、后重、再轻三个步骤

中医药科普读本 第一辑

手到病除

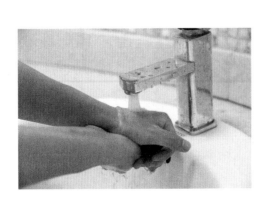
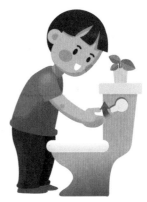

来进行，不得使蛮力，尤其是针对刺激点。

5. 保暖

一般按摩或按摩后患者皮肤表面多有微汗，暴露部位应尽量减少，冬季除房内设置火炉保持室温外，应用棉被覆盖，即使在夏季亦应外覆薄被单，以免风邪袭人。

6. 运动

按摩后应根据病情，嘱咐患者做短时间的散步运动，可有助于气血和畅。骨折后遗症患者应在指导下锻炼患肢，以协助恢复。

7. 按摩前后

腹部按摩前后半小时内不应喝水，治疗前1小时不应进餐，即平时亦应饮较热的开水，温水或凉白开应少用。按摩宜在空腹时及患者停止剧烈活动半小时后进行。

8. 食物禁忌

按摩治疗过程中应忌用或少用某些食物，如花生、板栗等不易消化的食物，以及辛辣类食物。

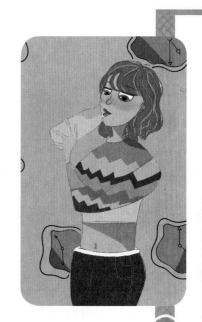

9. 停止治疗时

停止治疗时应嘱咐患者不得自行在刺激点上按压或仿做，以免影响既往疗效或发生意外。

10. 休息

患者在就诊前应休息 10 ～ 15 分钟，气候炎热或体质虚弱者休息时间应稍延长。治疗后一般可做短时间散步活动，重症患者或体质过度虚弱者可采取半卧位休息，休息时间应视具体情况而定。

11. 安慰

对病情较严重或神经衰弱者，应进行解说及安慰，使患者有恢复健康的信心，以便医患合作。对幼儿进行治疗时，护理人员应设法逗引，免其因恐惧而啼哭。

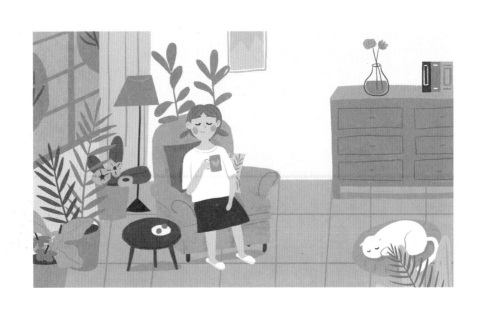

推拿实用手法

TUINA
SHIYONG SHOUFA

摆动类手法

一指禅推法

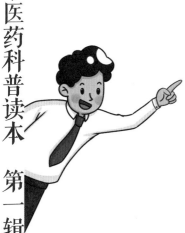

用拇指指端、螺纹面或偏峰着力于经络穴位上，沉肩垂肘，以腕关节悬屈，运用腕间的摆动带动拇指关节的屈伸活动，使之产生的力轻重交替、持续不断地作用于经络穴位上，称为一指禅推法。此手法常用于头面部、颈项部、胸腹部、肩背部、腰骶部及四肢关节处。

【动作要领】沉肩即肩关节放松，不要耸起，不要外展。垂肘即肘部自然下垂。悬腕即腕关节自然弯曲。掌虚即半握拳，拇指指间关节的掌侧与食指远节的桡侧轻轻接触。指实即拇指的指端或指腹吸定于一点，不可跳跃或与体表产生摩擦。紧推是指摆动的频率略快，一般每分钟140次左右；慢移是指从一个治疗点到另一个治疗点时应缓慢移动。蓄力于掌，出力

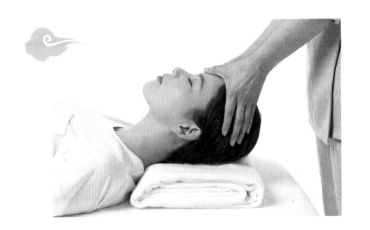

于指，着力于螺纹面即本法产生的力应从掌而发，通过手指，传达至螺纹面并作用于患者体表，如此使力含而不露。

【注意事项】上肢肌肉放松，不可使用蛮劲，手掌虚握拳。

【功效】疏经活络，调和营卫，祛瘀消积，开窍醒脑，调节脏腑功能等。

【主治】胃脘痛，久泻，便秘，头痛，失眠，高血压，面瘫，关节疼痛。

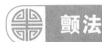 颤法

一种振动而抖动的按摩手法，动作迅速而短促，要求每秒钟颤动 10 次。颤法又分为指颤法、掌颤法。

【动作要领】指颤法为术者左手五指微屈，呈叩物状扣在施治部位上，以食、中指指间紧紧夹住右手

中指末端，然后以右手中指点按患处并做高速而有节律的振动，边颤边向前移动，左手随之亦然。掌颤法为患者仰卧位或俯卧位，术者站其侧面，以手掌掌面紧压于病人施治部位上，将力贯注于手掌上，以腕部连同臂部做左右急骤而细微的摆动，从而产生有节律的颤动。

【注意事项】用力是由身体内部通过上肢传到手掌和指尖，而不是单靠手腕的力量抖动。

【功效】理气活血，消除郁闷，除积导滞，解除粘连，松弛肌筋。

【主治】脘腹胀满，气滞血瘀、腹部术后的肠粘连、腹胀、腹痛、消化不良等证。此法为高频率振颤动作，对病人肌肉有强烈刺激性，故能消除病变部位的紧张、瘀肿和肌肉痉挛的症状。

滚法

手握空拳，用手背近小指侧或小指、无名指、中指的掌指关节部分，覆于施术部位上，通过腕关节屈伸外旋的连续活动，使产生的力持续地作用于施治部位上。

【动作要领】患者取坐位或卧位，术者手握空拳，沉肩、垂肘、悬腕，以小指掌指关节吸定于施治部位上，腕关节轻松自如地做往返滚动，在小鱼际与中指、无名指、小指交替着力于施治部位的同时，手指做自然屈伸状，使手背呈滚动状态。

【注意事项】手要紧贴体表，不能拖动、辗动或跳动，压力、频率、摆动幅度要均匀，动作要协调而有节律。切不可与皮肤产生摩擦。

【功效】舒筋活血，滑利关节，缓解肌肉、韧带痉挛，增强肌肉、韧带的活动能力，促进血液循环及消除肌肉疲劳。

【主治】肌肉酸痛，麻木不仁，肢体瘫痪，运动功能障碍等。

揉法

以指或掌吸定在施治部位，进行顺时针或逆时针旋转揉动的方法。用手掌大鱼际或掌根吸定于一定部位或穴位上，腕部放松，前臂带动腕部作轻柔缓和的摆动，此为掌揉法。用手指螺纹面吸定于一定的部位

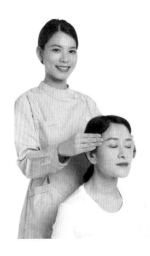
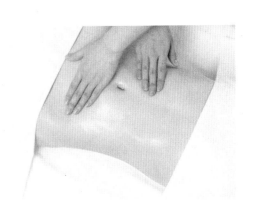

或穴位上，腕部放松，前臂带动腕和掌指做轻柔和缓的摆动，此为指揉法。

【动作要领】患者取坐位或卧位，手指或手掌与皮肤贴紧，且对局部应有一个持续的压力，同时手指做顺时针或逆时针轻柔、和缓的旋转动作，使局部有酸胀的感觉。

【注意事项】本法操作时压力要轻柔，动作协调而有节律，揉动的手指或手掌均不可移开皮肤部位，使其皮下组织随之滑动。切不可与皮肤发生摩擦。

【功效】宽胸理气，消积导滞，活血祛瘀，消肿止痛。促进血液循环，加速代谢产物排出。

【主治】脘腹胀满，胸闷胁痛，便秘，泄泻，风痛，四肢、腰部疼痛，以及外伤引起的红肿疼痛等证。

摩擦类手法

 推法

以拇指指腹、偏峰或手掌根部着力于机体的一定部位，做前后左右有节律地推进运动的手法称为推法。有拇指平推法、掌平推法、拳平推法、肘平推法。平推法是作直线的单向运动，体表受力较大，但推行速度相对缓慢，目的是推动气血的运行。

【动作要领】患者取卧位或坐位，术者以单手拇指或掌根着力于施治部位，上肢肌肉放松，沉肩、悬腕、垂肘，将力量注于指腹或掌根，用力均匀，有节奏地沿直线向前推进。此

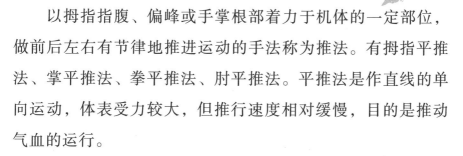

法适用于头面、胸腹、四肢等肌肉丰富的部位。

【注意事项】在治疗部位应先涂抹少量油类介质，使皮肤有一定的润滑度，防止推破皮肤。施力过程中应做到用力

均匀、持续。

【功效】舒筋通络，活血祛瘀，消积和中。促进局部血液循环，加速局部代谢。

【主治】颈、肩、腰、腿酸痛，食积，便秘，肌肉劳损。

摩法

用指腹或手掌着力于一定治疗部位，通过肩关节在前外方向的小幅度环转，使着力面在治疗部位做有节奏的环形平移摩擦的手法，称摩法。用手指在皮肤表面进行直线或曲线的摩动，称为指摩法。用掌根贴于患者身体表面，反复做盘旋动作，摩而合之的手法，称为掌摩法。

【动作要领】患者取坐位或卧位，术者沉肩、坠肘、悬腕，以单手或双手的手掌平放于施治部位的体表，以腕关节左右自然摆动带动掌指，轻而滑地往返摩抚。手

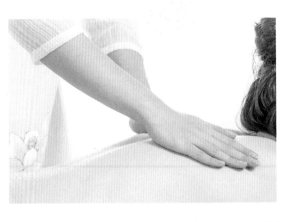

法要轻而不浮，滑而不飘，以使局部感到温和而舒适。此法多用于头面部及小儿腹部，也可用于四肢。

【注意事项】操作前应涂润滑油一类的物质，以免掌指反复与皮肤摩擦损伤皮肤。操作时动作应缓慢柔和，频率不宜过快，以表皮稍有微热为度，避免

中医药科普读本 第一辑

手到病除

红润或灼热发红。

【功效】温通经络，活血散瘀，缓
解疼痛，镇静安神，调和气血，消
积导滞，健脾和胃，和中理气。可使皮
肤表层的衰老细胞脱落，改善皮脂腺和汗腺
功能，恢复皮肤敏感性，缓解肌肉酸和紧张状态。
有助于局部消肿、止痛，消除麻木。此外还有
镇静、催眠作用。

【主治】四肢冷痛，局部麻木，皮下瘀血，
头痛失眠，神经衰弱，脘腹胀满，食积胀痛，腹
部手术后肠粘连，便秘，腹泻，肢体麻木等。

擦法

以一手或双手贴于患者皮肤，徐缓地向前推
进，力量仅达于皮肤及皮下组织的手法。掌擦法，
即术者以单手或双手的掌面与施治部位的皮肤相
贴紧，然后徐缓地向前推进。掌擦法分为向心性
擦法和离心性擦法。指擦法，即术者双手拇指指
腹紧贴于选定的部位上，其余四指伸平，用拇指
外侧偏峰向前或向下急速推动，使拇指与被推部
位的皮肤产生轻度的摩擦。

【动作要领】患者取坐位或卧位，操作时力
求达到皮肤微红温热。擦法比摩法速度偏快，着

力持续连贯，不可忽浮忽沉，忽快忽慢。此法多用于体表部位。

【注意事项】操作时应沉肩、坠肘、悬腕，对皮肤的压力不易过大，要求力只透于皮肤及皮下组织，不可达到深层的组织。

【功效】温经散寒，调和气血，理气止痛，消瘀散肿，疏松皮肉，解郁散闷，健脾和胃。

【主治】腰背疼痛，肢体麻木，消化不良，末梢神经炎，神经衰弱等。

搓法

双手掌面着力，对称地挟住患者肢体的一定部位，双手交替或同时相对用力作相反方向地来回快速搓揉，并同时做上下往返移动，称为搓法。

【动作要领】

1.搓肩关节：患者正坐，肩臂放松自然下垂。医生双下肢马步位；然后双掌如抱球样相对用力作顺时针方向回环搓揉10~20次。此法用于肩周炎。

2.搓上肢：患者正坐，双手挟持住患侧上臂作一前一后的交替搓揉，并渐渐下移由前臂至手腕，再快速由腕部向上至腋部。如此往返搓揉3~5遍。此法用于上肢痹痛。

3.搓胁肋部：患者取坐位，医者位于其后，用双手

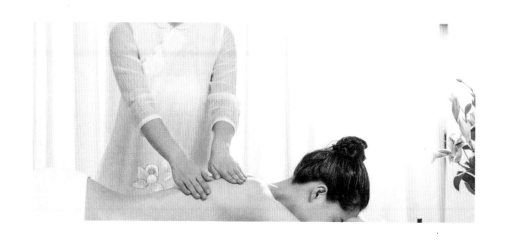

自腋下挟持患者胸廓的左右两侧，相对用力作一前一后的交替搓揉，沿胁肋搓至髂嵴上；如此作自上而下的单向搓揉移动。一般搓 3~5 遍。用于胸胁迸伤、肝气郁结。

4.搓下肢：患者取仰卧，下肢微屈，医者用双手挟持住大腿的内外侧（或前后侧），相对用力作一前一后的交替搓揉，经膝、小腿至踝部，再由踝、小腿、膝、大腿，如此往返 3~5 遍。此法用于下肢痹痛。

5.搓腰背部：患者取坐位或俯卧位，医者位于其后，双手放置上背部作水平状的搓揉动作自上而下至下腰部，再上下往返搓揉 3~5 遍。此法用于腰背痛。

【注意事项】搓动时双手动作幅度要均等，用力要对称。搓揉时频率可快，但在体表移动要缓慢。双手挟持肢体时力量要适中。挟持过重，搓不动，挟持过轻，搓不到。

【功效】消除疲劳，提神舒气，调和气血。使皮肤肌肉松弛，血液畅流，促进组织新陈代谢，消除肌肉酸胀，提高皮温和肌群的工作能力。

【主治】肢体麻木，贫血，瘀血，风寒湿痹，瘫痪等。

抹法

用拇指指腹或手掌面紧贴皮肤，略用力作上下或左右缓慢的往返移动。常用于头部、颈项及胸腹部。以拇指螺纹面紧贴皮肤而抹的称拇指抹法，多用于头面部；以食、中、无名、小指四指并拢紧贴皮肤而抹的称四指抹法，多用于胸腹部，以掌面、掌根部紧贴皮肤而抹的称掌抹法，多用于腰背部。

【动作要领】用单手拇指螺纹面或双手拇指螺纹面紧贴于治疗部位，稍施力做单向或往返移动；其余四指轻轻扶住助力，使拇指能稳沉地完成手法操作。

【注意事项】双手动作要协调，灵活，力量均匀，操作时不应带动皮肤。

【功效】开窍镇静，清醒头目，行气散血，扩张血管等。

【主治】头痛，失眠，近视，感冒，胸闷痞满，指掌麻木等症。

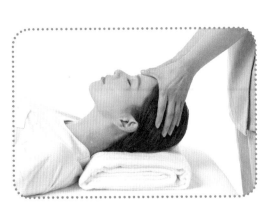

挤压类手法

 点法

术者用手指端、肘尖或屈指骨突部，着力于一定穴位上的手法，又称点穴。以拇指伸直，将力量贯注于指端，着力于施治的穴位上，按而压之，为指点法。食指或中指屈曲，用拇指抵于屈曲指的末节指骨，用屈指的骨突部位着力于施治部位上，为跪指法。屈肘用肘尖着力施治部位，压而点之称为肘点法。

【动作要领】根据所需施治的部位，患者取适当的体位，或坐或站，术者选好穴位，进行点按。指点法为点法之常用方法，用于体表明显的穴位。跪指法多用于穴位较深、面积稍大的部位，为强力点法。肘点法主要用于肌肉肥厚的穴位或体肥者。

【注意事项】操作时切忌用暴力，点力应柔而深透，不可过久用力猛压，造成患者局部

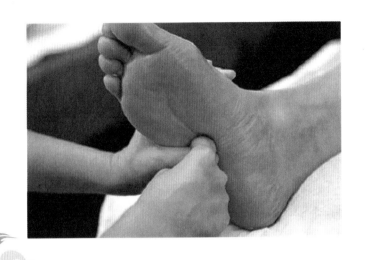

的软组织损伤。尤以肘点法，力量较强，体虚者慎用。

【功效】祛风散寒，消瘀止痛，下气宽胸，调整肠胃，促进消化，以通定痛。

【主治】根据所点按的穴位的不同而功效各异，如点肾俞，则补肾气利筋骨；点委中而治腰背疼；点足三里而治胃胀。

按法

用手指或手掌面着力于体表一部位或穴位上，逐渐用力下压，称为按法。用拇指指面或以指端按压体表的一种手法，称为指按法。当单手指力不足时，可用另一手拇指重叠辅以按压，用掌根或全掌着力按压体表的一种方法，称为掌按法。掌按法可单掌亦可双掌交叉重叠按压。

【动作要领】指按法按压力的方向要垂直向下，用力要由轻到重，稳而持续，使刺激感觉充分达到机体深部组织。指按法适用全身各经穴。掌按法按压后要稍作片刻停留，再做第二次重复按压。为增加按压力量，在施术时可将双肘关节伸直，身体略前倾，借助部分体重向下按压。掌按法适应部位有腰背部、腹部等体表面积大而又较为平坦的部位。

【注意事项】切忌用迅猛的暴力。按法结束时，不宜突然放松，应逐渐递减按压的力量。

【功效】解痉止痛，疏松经脉，温中散寒，活血祛瘀等。

【主治】腰背疼痛，脊柱侧突，脘腹疼痛等症。

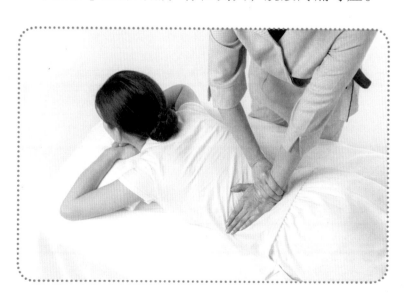

压法

用拇指面、掌面或肘关节后面的凸起部按压施治部位，称为压法。

【动作要领】患者取俯卧位，术者立于其旁，躯干稍向下沉，沉肩、伸肘、充分塌腕，双手重叠，紧紧按压施治部位，力量由轻到重，逐渐增加，必要时可借助术者的体重施压于患部。按压有两种，一种是慢速间断法，频率慢、力量足、有间歇；另一种是快速连续法，发力连贯、频率快、力达深部。

【注意事项】压法多用于背部，力度以患者能承受为宜。脊椎的肿瘤、结核和骨质疏松者禁用。对于胸壁不可使用单指压法，应用掌压法，但力应小。肘压时力深达于内部，力大而不僵滞，以免损伤深部组织。小儿及老年人禁用。

【功效】疏通经络，活血止痛，扶助正气，镇静安神，驱散风寒，消除烦闷，舒展肌筋。

【主治】头痛头晕，腰腿疼痛，消化不良，神经衰弱。

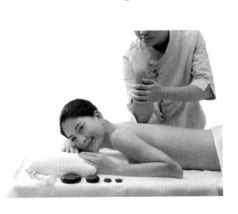

拿法

用拇指和其余四指对钳拿住肌肉或肌筋，向上提拉的施治手法。本手法可分为拿提法和拿拨法。

【动作要领】拿提法，患者取坐位或卧位，术者用拇指和其余四指对钳拿住肌肉肌腱，用力向上提拿，反复操作。拿提法常用于腰背及四肢。拿拨法，用手拿住肌肉后，再将手指端嵌入肌肉和肌腱缝中，向内侧或外侧拨动，以肌腱有弹响为准。拿拨法常用于肩胛、四肢等部位。

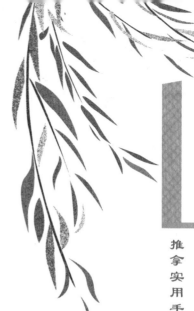

【注意事项】本手法是各手法中刺激较强的一种，拿定肌肉时，用力由轻到重，达到重而不滞，活而不力。施法时应用手指指腹，而不是用指端。

【功效】拿法属于泻法，有祛风散寒，泄热开窍，疏通经络，缓解痉挛的作用。通过一捏一松，使其血管一空一满，增加血液循环，促进新陈代谢，促进渗出物吸收，并能起消肿散瘀、镇痛等作用。

【主治】胃肠功能紊乱，神经衰弱，腰腿疼

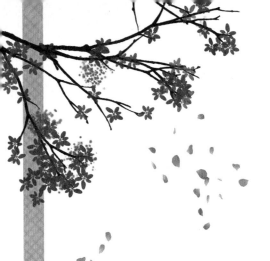

痛，肌肉酸痛，风湿痹痛。

双手合力握住患部，通过小劲向上提拉的手法。包括端提法和旋提法。

【动作要领】端提法，患者取坐位，术者立于其身后，一手手掌托住患者的下颌部，另一手托住其后枕部，术者胸腹与患者背部紧紧吸定在一起，轻轻摇动头项，确认颈部肌肉基本松弛的情况下，双手向上用小力提

中医药科普读本 第一辑

手到病除

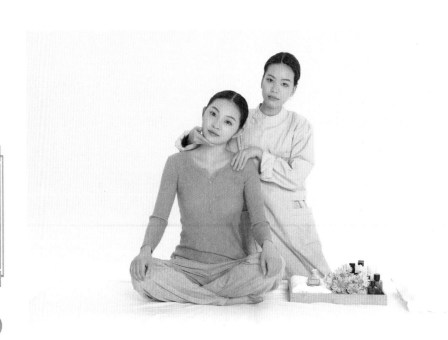

起头部以牵拉颈椎，随后缓缓放下头部。旋提法是用右上肢的肘窝处托住下颌，该手掌护住患者头部的左侧部，左手用掌托住头后，术者胸腹与患者背部紧紧吸定在一起然后术者手、肘合力使患者头部按逆时针方向旋转 3 ~ 5 下，最后当头再次旋至头前屈位时，使患者面部向右，并扳头向右后方至极限时，手肘合力向上端提并使头向后旋转一下，上述二力应用时发出合力使头向后上旋转，此时常可听到"咔嗒"声，然后缓慢放下头部。再以左肘托下颌，右手托后枕部，按上述同理操作使头向左后上旋提。

【注意事项】不论端提或旋提均要使头颈部肌肉充分放松，术者胸腹要与患者背部紧密吸定，提时应用小力，切忌用力过猛，幅度不宜过大，旋提时旋和提的力应同时发出，不分先后。因此手法有一定危险性，最好在有专科医师在场指导下进行。此法在每次治疗中只应用一次，不可反复使用，更不要一味追求响声。对于年老体弱、小儿、颈椎肿瘤、颈椎结核、颈椎骨折及脊髓型颈椎病患者禁用此法。对于椎动脉型的颈椎病患者使用旋提时应多加注意，使旋力不宜过大。

【功效】解除粘连，顺理肌筋，行气活血，调整颈椎小关节。

【主治】颈椎病、落枕、颈肩痛等。

术者双手拇指、食指或双掌对合于施治部位，然后使拇指、食指或双掌对合用力向里捏挤，然后放松，反复操作，以使局部皮肤色红为度的手法。

【动作要领】患者取坐位或卧位，术者用单手或双手的拇指、食指捏起所施治部位的皮肤及皮下组织肌筋，并且施以对合之力，然后拇指、食指迅速分开。重复上述操作数次。对于肌肉丰厚或肌筋粗大的部位，用拇指、食指不能达到施力要求，可改用双手的小鱼际来对合捏挤患部，方法同上，达到局部皮肤色红为度。还有一种指骨挤压法，主要是针对腱鞘囊肿的一种操作方法，即双手握住患肢，双手拇指重叠压在腱鞘囊种上，然后突然施以暴力，以求一次挤压就压破囊肿。操作时用力宜暴、快，不可缓缓施力，否则不能挤破囊肿。

【注意事项】除指骨挤压外，其他挤法都应缓慢、

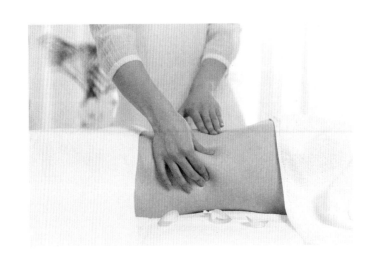

持续施力，防止与皮肤产生摩擦，以免损伤皮肤。

【功效】调和阴阳，通经活络，活血止痛，引血下行。

【主治】头痛头晕，肩关节周围炎，骨性关节病，肢体麻木，高血压，腱鞘囊肿。

捻法

用拇指和食指螺纹面捏住施治的部位，着力做对合的旋转捻动。

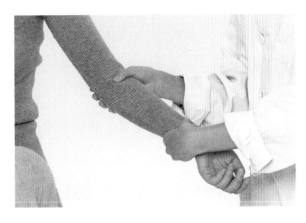

【动作要领】患者取坐位或卧位，术者拇指与食指呈钳形，用指腹捏起皮肤或肌腱作对合交替的旋转捻动，然后慢慢松手。捻动时要捻而滑动，不可用力呆滞，用力应缓和、轻柔、持续。

【注意事项】操作时应保护皮肤，避免用力掐皮肉。应与掐法、按法相区别。施用捻法的部位应有明确诊断。局部有皮损、撕脱、骨折、血肿及皮肤病时禁用此法。

【功效】滑利关节，通畅气血，开泄毛孔。

【主治】关节损伤，局部麻木疼痛，局部粘连、萎缩。

掐法

用手指在身体某部或经穴处深深掐压的一种推拿手

法，又称指针法，以指代针。

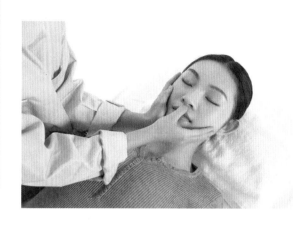

【动作要领】患者取坐位或卧位，术者以单手或双手拇指端甲缘，先探摸施治部位的穴位。其目的是分开穴位附近的血管和肌腱，使局部肌肉预先受到刺激，以免紧张。然后将力贯注于指端，力最深达骨面，用力掐之，掐到深面并进行推按。需通而补者，应顺经脉的走向推按；需行而泻者，应逆经推按。手法结束时，压力应逐渐减轻，并轻揉被掐部位，避免施治部位组织出血和疼痛。动作不宜过猛、过急，强度应有酸胀感为宜。

【注意事项】取穴要准，应将指甲剪短以免损伤皮肤，掐后局部轻揉，以缓解不适及痛感。

【功效】通经活络，活血化瘀，消肿散结，散寒祛风，退热止痛，缓解痉挛，醒神开窍。

【主治】头晕，头痛，昏迷不醒，中风不语，半身不遂，癔症发作，外感发热。

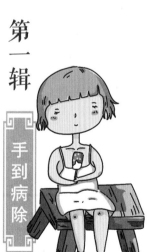

手到病除

振动类手法

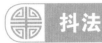
抖法

　　术者握住肢体末端，像抖动绳子一样地用柔劲来抖动肢体，使肢体呈波浪样起伏。此法是按摩手法结束时常用的一种手法。

　　【动作要领】患者取坐位，术者双手握住患肢的手掌并将上肢拉紧，先以缓慢轻柔的手法做摇动、摆动，以使患者放松。随之抖动，幅度由小到大，一直波动到肩部，呈波浪状，此为抖上肢法。抖下肢法是患者俯卧，术者一手托住足背，另一手叩住跟腱部位，将下肢拉紧，轻轻地抖动，使肢体出现抖动呈波浪状。

　　【注意事项】操作时，肢体勿拉过紧，要松紧适宜，抖动时切忌粗暴，力量要先轻后重，幅度应先小后大，抖动应连续、柔和、自然。

　　【功效】滑利关节，舒松肌肉，消除疲劳，解除粘连，活血止痛、

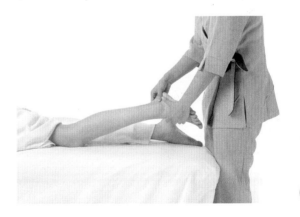

顺理筋经。

【主治】腰腿酸痛，肢体麻木，局部粘连，骨质增生，各大关节疼痛。

振法

用手指端或手掌在身体某部位或穴位上做振动的一种手法。

【动作要领】患者取坐位或卧位，术者以手指或手掌着力于施治的部位或穴位上，前臂和手的肌肉强力地静止性用力，产生振动作用，振动的幅度小而频率快。用手指着力称指振法，用手掌着力称掌振法。

【注意事项】不论用手指或手掌，施术者手均勿离开施术部位的体表，否则与叩击、击法相混。

【功效】能间接振动深层组织和内脏器官，有顺理气血、消除凝滞、和中理气的作用。此法高频率振颤动作对病人肌肉有强烈的刺激性，能消除患部的紧张、瘀血和肌肉痉挛。有镇静、活血止痛和剥离粘连的作用。

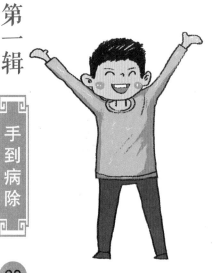

【主治】肝气郁滞，胃肠功能紊乱，腹泻肠鸣，消化不良，对肠粘连、肠扭转、肠套叠均有缓解作用，可促进胃肠手术后功能恢复，防止术后粘连。

叩击类手法

拍法

　　五指并拢微屈，通过手腕的自然摆动，平稳而有节奏地拍打施治部位的手法。

　　【动作要领】患者取坐位或卧位，术者单手或双手五指并拢微屈，通过腕关节的自然摆动起落，平稳而有节奏地拍打施治部位的体表。用力要求均匀，拍击应按一定顺序，动作轻松自然，以使局部有向四周的振动感。拍法多用于按摩手法中最后放松身体的方法。应用于体表肌肉丰满的地方，如肩背、腰臀、四肢等处。

　　【注意事项】根据病情的轻重，作用的部位及身体的状况来决定拍时用力的大小。如局部肿胀甚应用轻拍，反之重拍。身体虚弱应轻拍，反之重拍。操作应均匀柔和，切不可用暴力，尤其对老年人及小儿更应注意。

　　【功效】可健皮肤，松腠理，透毛孔，

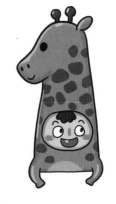

引血达表,营养脉络,行气通经,滑利关节。可兴奋神经,促进局部血液循环,缓解肌肉痉挛。

【主治】四肢肌肉麻木,表皮神经麻痹,半身不遂,局部知觉迟钝,肌肉痉挛。

击法

五指屈曲握空拳,用拳背有节奏地击打患处的手法。

【动作要领】患者取坐位或卧位,术者以单手或双手,五指屈曲握空拳,以拳背为施力部位,一起一落有节奏有力度地打击施治部位。此手法较其他手法用力偏大,但首先以患者能忍受为度;其次,用力要均匀,不可忽大忽小,节律要一致。操作时应由力小逐渐增至力大。施治的部位多是肩、背、腰、臀、大腿等肌肉丰厚的部位,对于肌肉较少的部位基本不采用。此外,还有用掌侧击打的手法,操作与上述相同。

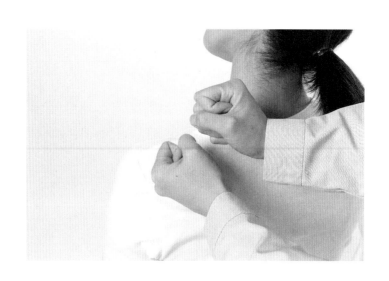

【注意事项】应以上臂带动前臂，前臂带动腕关节，使拳背通过腕关节的灵活摆动，打击施治部位。切不可通过肩关节的活动直接生硬地击打患部，造成局部皮下瘀血。老年体弱者及小儿禁用此法。

【功效】宣通周身气血，祛风散寒，消除瘀滞，解除疲劳。消除酸胀麻木，兴奋神经。

【主治】四肢肌肉麻木，表皮神经麻木，闪挫扭伤，风湿性肌炎，疲劳。

弹法

食指、中指、无名指屈于拇指内，猛力而出，弹击患处的手法。

【动作要领】患者取坐位或卧位，术者立于患者一侧，一手食指、中指、无名指屈于拇指内，将屈曲的三指对准施治部位，然后三指的伸肌腱收缩，使三指依次弹拨出去，击打施治部位。三指弹拨应连贯，每次弹拨之间的间隔不应太长。

【注意事项】弹拨前应先将手指甲剪短、磨平，以免弹拨时划伤皮肤。弹拨时力量要适中，以达到弹拨点快节奏振动为宜，不能将局部皮肤弹击得疼

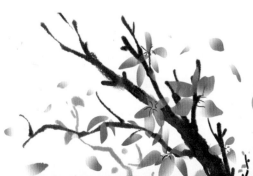

痛、发红。

【功效】疏理肌筋，通经活络，活血止痛，解除粘连。

【主治】腰腿疼痛，局部粘连，关节不利，关节酸痛等。

弹拨法

以拇指偏峰着力于施治部位，进行左右拨动的手法。

【动作要领】患者取坐位或卧位，术者用一手或双手的拇指偏峰，着力于施治部位，顺肌肉纤维纵行方向左右弹拨，根据肌肉的起止点，由上而下操作，用力由轻至重。手法操作要轻巧灵活，弹拨后可用指腹或大鱼际在治疗部位揉摩，以缓解手法刺激而引起的疼痛。

【注意事项】弹拨时手法不宜过于生硬，以免增加患者痛苦。

【功效】舒筋展肌，松弛挛缩，行气活血，解除粘连，消炎止痛，通经活络。

【主治】肩周炎，颈椎病，第三腰椎横突综合征，腰肌扭伤及劳损，梨状肌综合征等。

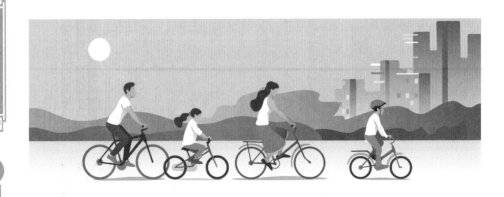

运动关节类手法

肩部摇法

一手扶肩，一手握腕，在对肩关节进行持续牵引的同时，使其被动旋转的手法。

【动作要领】患者取坐位，术者立于其旁，一手扶肩使之固定，另一手握其前臂或腕关节，进行对拉牵引，与此同时进行顺时针或逆时针的肩关节被动旋转，患者手腕在空中划出一个圆形，此圆的大小要以肩关节能承受的幅度为限。

【注意事项】操作时，无论肩关节旋转至何位置时，术者对于肩关节的牵引力不可放松，且各方向的牵引力量应是一样的。操作开始时，肩关节旋转的幅度要小，以后逐渐增大到患者能忍受的最大程度为止。

【功效】舒筋活血，消炎止痛，滑利关节，解除粘连，通经活络。

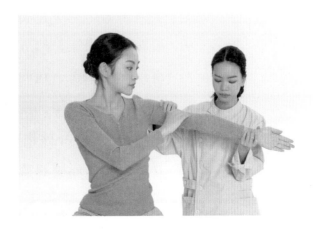

【主治】肩周炎，关节扭伤或肩关节脱位。

通过双手或双臂使患者腰部进行左右摇摆及旋转运动的一种手法。

【动作要领】根据不同的体位，施用不同的操作，大致将其分为：

（1）坐位摇腰法，患者取坐位，双下肢向前伸直，术者立于其身后，双手通过患者腋下交叉于其胸前，将患者抱紧，并用力将其提起，使患者腰部得到一个向上的牵引，与此同时，术者双臂左右、前后摇摆，使患者腰部随之晃动。

（2）站位摇腰法，患者站立，术者立于其身后，双手将患者拦腰抱住，胸部与其后背紧密吸定，然后将其向上拔起，使腰部得到充分牵引，在此同时通过术者身体来回摇动，使患者腰部随之摇晃。

（3）仰卧摇腰法，患者仰卧，双下肢并拢，同时屈膝屈髋，术者一前臂压于屈曲

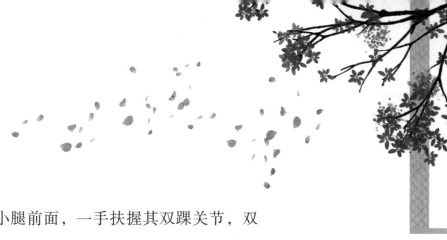

双下肢的小腿前面，一手扶握其双踝关节，双手合力推动患者双下肢，进行旋转，从而带动腰部的摇晃。

（4）俯卧摇腰法，患者俯卧，术者一手按其腰部，另一手臂将其并拢伸直的双下肢托起，使腰呈后伸位，此时手臂用力旋转摇动下肢，从而使腰部得到晃动。

【注意事项】摇腰时动作应缓慢而持续，力量应逐渐大，并在正常生理范围内摇动。切忌使用暴力。

【功效】通利关节，松弛肌肉，消炎止痛，通经活络。

【主治】急性腰扭伤，腰椎间盘脱出，腰部闪挫扭岔。

 肩部扳法

双手配合施力，使肩关节做被动的伸屈活动为扳肩法。

【动作要领】根据施力的方向不同及肩关节

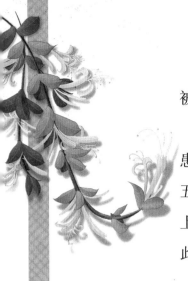

被动活动的方向不同分为：

（1）外展扳肩法，患者取坐位，术者立于患肢侧，双手抬患病上肢于术者肩上，术者双手五指交叉抱叩于患肩关节处，然后术者肩部用力上抬，使患肢外展上举，双手同时固定住肩部。此时患者疼痛较重，力量应以患者能忍受为度。

（2）前举扳肩法，患者取坐位，术者立于患肢后侧，令患肢肘关节屈曲、朝前，患手搭于患肩上。术者一手托其肘关节，一手压住搭于患肩的患手，双手合力使患肢尽力前举，力量以患者能忍受为度。

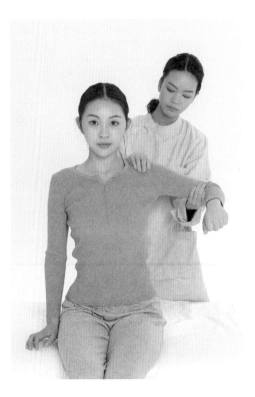

（3）后伸扳肩法，患者取坐位，术者立于其后，患肢的肘关节在背后屈曲，患手尽量高摸胸椎棘突，术者一手扶患肩，一手托患技肘关节，双手合力使患肢尽力后伸，力量仍以患者能忍受为度。

【注意事项】肩部三个方向的扳动，用力均应由轻到重，扳的度数由小渐大，且在患者能忍受的极限位，维持一段时间，再恢复原位，以使粘连解除。

【功效】滑利关节，通经活络，解除粘连，消炎止痛，顺理舒筋。

【主治】肩周炎，颈椎病，肩部伤筋及局部粘连。

腰部扳法

双手臂合力，以小劲扳动腰部的手法，此法为治疗腰部疾患常用的手法。

【动作要领】根据施用不同的操作，可分为：

（1）肩扳法，患者取俯卧位，术者立其左侧，右手按于患者腰部，左手掌托住患者右肩部，将肩

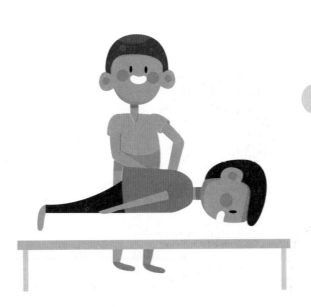

部扳起，使患者平卧之身体向左后上仰起至极限。此时术者双手应用对合之小力，即左手继续上扳肩部，右手猛然向下按压腰部，此时可听到"喀喀"响声，然后缓慢将肩部放平。术者站于其右侧，重复上述操作。

（2）斜扳法，患者取俯卧位，术者站于其左侧，左手按住其腰部，右手臂托住患者右膝盖，向左后上拉起右下肢至极限，此时双手对合用小力，可听到腰部"喀喀"响声，然后放下右下肢，再立于其右侧，重复上述动作。

（3）侧扳法，患者取右侧卧位，术者立于其面前，患者右下肢伸直，左下肢屈曲，左手放于身后，右手放于面前。术者弯腰，左前臂推顶住患者的左上臂前侧，右前臂回抱住左髂后上棘及左臀外侧，双臂先分力使腰椎纵行牵引，同时左臂外推，右臂内拉，使患腰呈扭转位并扭转至极限，此时双臂同时使用小力，再扭转腰部少许，常听到"喀喀"声。然后，术者立于另一侧，使患者右侧卧位，重复上述动作。

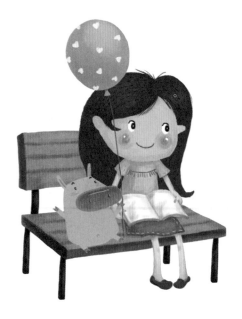

【注意事项】操作过程中，要在人体的正常生理范围内施以扳法，需用小劲巧力，不要一味追求响声。强直性脊柱炎、脊柱骨折、脊椎结核和肿患者禁用此法。

【功效】通经活络，解除粘连，通利关节，消炎止痛，解除疲劳。

【主治】功能性腰痛，腰扭伤，腰椎间盘突出，腰椎小关节紊乱等。

 蹬拉法

以足蹬、手拉于施治部位，反方向用力，使其筋顺归囊的手法，称为蹬拉法。此法多用于肩关节脱位。

【动作要领】患者取仰卧位，术者立于患侧，双手握患肢远端，一足蹬踏在患肢腋窝，足与手反方向用力，使患肢牵直并做外展、内收、左右旋转，使脱位之肩关节自然复位。

【注意事项】施用该法时，应使患肢先放松，蹬拉力量开始应小，然后力量逐渐增大。避免突然使力蹬拉，以免撕伤关节囊。

【功效】理筋复位，活血止痛，消肿散瘀。

【主治】肩关节脱位，肩关节扭伤。

屈伸法

双手握定某个关节的两端或一端，在关节本身的活动范围内，进行反复折曲、伸直操作的一种手法。

【动作要领】患者取坐位或卧位，术者一手握住僵直关节的远端，一手扶住僵直关节的近端，两手协同持续、缓慢用力，做推按屈压的动作，使关节慢慢地屈曲，然后再缓和用力做牵、托、伸、拉的动作，使之伸直，如此反复操作，使僵直的关节可逐渐恢复自主运动。此法多用于肘、肩、膝等关节。

【注意事项】操作过程中禁止用暴力扯动，体弱者及骨质疏松者慎用，老年患者禁用。

【功效】滑利关节，解除粘连，舒筋活络。

【主治】肩周炎，膝关节骨性关节病，桡骨小头半脱位。

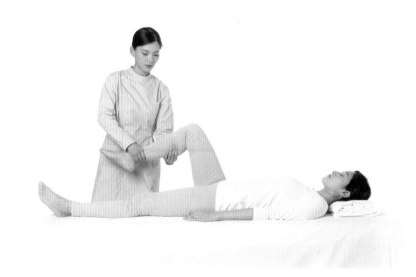

推拿常用穴位

TUINA
CHANGYONG XUEWEI

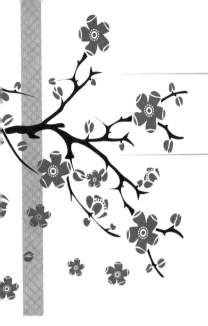

头 颈 部

中医药科普读本 第一辑

手到病除

 百会

【定位】头顶正中线与两耳尖连线的交点处。

【功用】升阳固脱，开窍醒脑。

【主治】眩晕，耳鸣，头痛，中风，高血压，子宫脱垂，脱肛。

【手法】推法，压法，点法，按法等。

 通天

【定位】百会前1寸，旁开1.5寸处。

【功用】疏风止痛。

【主治】头痛，眩晕，鼻塞。

【手法】按法，揉法，搓法等。

上星

【定位】头部正中线入前发际 1 寸处。

【功用】疏风通络，安神醒脑，降浊升清。

【主治】头痛，目胀，目赤，视物不清，迎风流泪。

【手法】点法，揉法，一指禅推法。

印堂

【定位】两眉头连线的中点。

【功用】明目通鼻，安神镇静，熄风止痉。

【主治】头痛，眩晕，失眠，鼻炎，小儿惊风。

【手法】一指禅推法，点法，按法，压法，搓法。

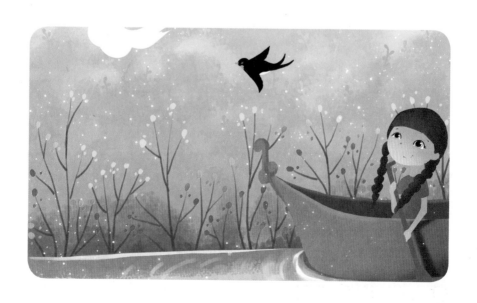

 攒竹

【定位】眉毛内侧凹陷处，目内眦正上方。

【功用】散风明目，清脑止痛。

【主治】头痛，头晕，失眠，呃逆及眼部病证。

【手法】一指禅推法，点法。

睛明

【定位】目内眦角上方凹陷处。

【功用】疏风清热，通络明目，降温除浊。

【主治】斜视，近视，远视，目赤肿痛，急、慢性球结膜炎，视神经炎，面神经麻痹等。

【手法】点法，揉法。

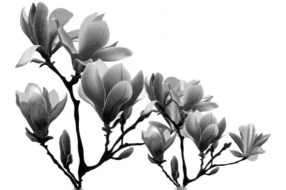

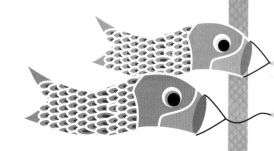

鱼腰

【定位】眉毛的中点。

【功用】通络明目。

【主治】面瘫，三叉神经痛，目赤肿痛，近视，远视，急性结膜炎。

【手法】点法，一指禅推法。

四白

【定位】目平视，瞳孔直下，眶下孔凹陷处。

【功用】祛风明目。

【主治】口眼歪斜，三叉神经痛，近视，目赤痛痒。

【手法】点法，抹法。

人中

【定位】上嘴唇沟上 1/3 交界处。

【功用】清热醒神，开窍定志。

【主治】高热，昏迷，中暑，中风，口眼歪斜，急性腰扭伤。

【手法】点法，按法，掐法。

鼻通

【定位】鼻翼软骨与鼻甲的交界处，在鼻唇沟上端的尽头处。

【功用】清热通鼻。

【主治】感冒，鼻塞，鼻炎。

【手法】点法，揉法。

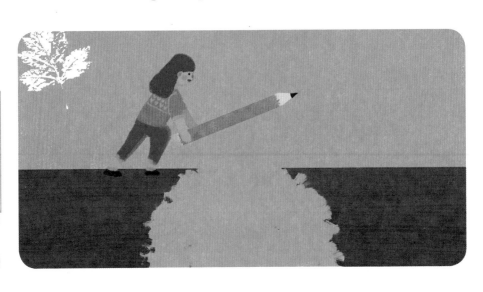

迎香

【定位】鼻翼外缘中点旁开与鼻唇沟之间。

【功用】疏散风热，通利鼻窍。

【主治】鼻炎，鼻塞，多涕，面瘫，面肌痉挛。

【手法】掐法，点法，揉法，一指禅推法。

地仓

【定位】四白穴下方，口角外侧四分处。

【功用】祛风止痛，舒筋活络。

【主治】口歪眼斜，嘴角流涎，眼睑瞤动，三叉神经痛。

【手法】点法，揉法。

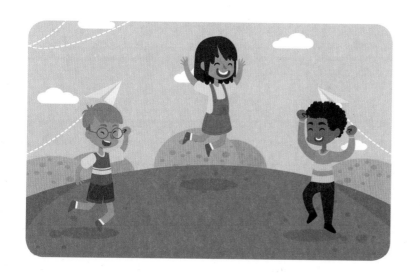

承浆

【定位】下颌正中线上，颏唇沟正中凹陷处。

【功用】疏风通络，生津敛液。

【主治】口眼歪斜，牙痛，龈肿，三叉神经痛。

【手法】掐法，点法。

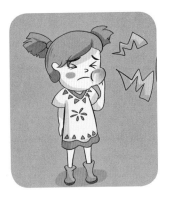

丝竹空

【定位】眉梢外侧的凹陷处。

【功用】疏风通络，降浊除湿。

【主治】头痛，齿痛，目赤，目胀。

【手法】点法，揉法。

廉泉

【定位】喉结上方凹陷处。

【功用】通调舌络，清咽开音。

【主治】舌缓流涎，中风舌强语言不清，舌下肿痛，吞咽困难，暴喑。

【手法】点法，一指禅推法。

四神聪

【定位】百会穴前后左右各 1 寸处，共 4 穴。

【功用】升阳固脱，开窍宁神。

【主治】头痛，眩晕，失眠，精神不振。

【手法】点法，一指禅推法。

太阳

【定位】耳郭前面，前额两侧，外眼角延长线的上方。

【功用】清热疏风，明目止痛。

【主治】头痛，偏头痛，失眠，健忘，眼疲劳，面瘫，牙痛。

【手法】按法，揉法，抹法。

头维

【定位】头侧部鬓发前缘直上，距发际 0.5 寸，头正中线旁开 4.5 寸。

【功用】祛风泻火，止痛明目。

【主治】偏头痛，眼眶痛，眩晕

【手法】抹法，点法，揉法。

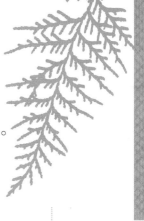

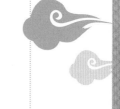

【定位】耳尖直上，入发际 1.5 寸处。

【功用】定惊止痛，聪耳明目。

【主治】偏头痛，眩晕，呕吐，耳鸣等。

【手法】点法，按法，揉法，一指禅推法。

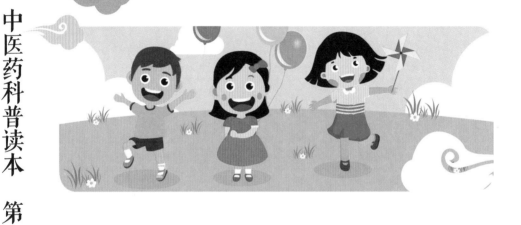

耳门

【定位】耳屏上切迹的前方，下颌骨髁突后缘张口呈现凹陷处。

【功用】祛风泻火，聪耳定痛。

【主治】耳鸣，耳聋，中耳炎，牙痛。

【手法】点法，按法，压法，揉法。

听宫

【定位】位于面部，张口时，耳屏正中与下颌骨髁突之间的凹陷处。

【功用】聪耳定痛。

【主治】耳鸣，耳聋，中耳炎，齿痛。

【手法】点法，按法，压法，揉法，一指禅推法。

听会

【定位】听宫下方，耳屏间切迹前凹陷处。

【功用】聪耳定痛，清降寒浊。

【主治】耳鸣，耳聋，中耳炎，牙痛，腮腺炎。

【手法】点法，按法，揉法，一指禅推法。

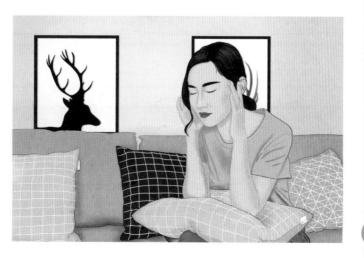

翳风

【定位】在耳垂后下方，下颌角与乳突之间凹陷中。

【功用】散内泄热，聪耳通窍。

【主治】耳鸣，耳聋，口眼歪斜，颊肿。

【手法】按法，点法，揉法，一指禅推法。

 颊车

【定位】下颌角前上方，耳下大约1横指，咬牙时肌肉隆起时出现的凹陷处。

【功用】祛风清热，开关通络。

【主治】中风不语，口眼歪斜，三叉神经痛，牙痛，咬肌痉挛。

【手法】按法，点法。

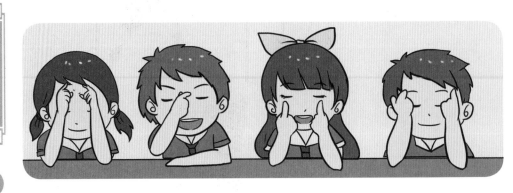

下关

【定位】耳屏前约1横指，在颧骨下缘中央与下颌切迹之间所形成的陷窝处。

【功用】清热疏风，利关窍络，聪耳止痛。

【主治】牙痛，耳鸣，耳聋，下颌关节炎，三叉神经痛。

【手法】一指禅推法，点法，揉法。

安眠

【定位】乳突下，耳后凹陷的后缘。

【功用】镇静安神。

【主治】失眠，头痛，眩晕，心悸。

【手法】点法。

完骨

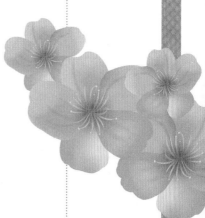

【定位】耳后乳突后下方凹陷处。

【功用】清心宁神，疏导水液。

【主治】头痛，颈项部酸胀疼痛，失眠。

【手法】点法，揉法。

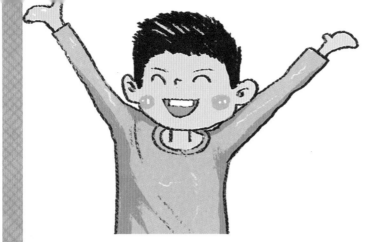

 风府

【定位】枕骨粗隆直下，两侧斜方肌之间的凹陷中。

【功用】清热疏风，通关开窍。

【主治】头痛，头晕，颈项强硬，感冒发烧，中风不语，癫狂。

【手法】点法，一指禅推法。

 风池

【定位】枕骨粗隆直下的凹陷处与乳突之间，斜方肌和胸锁乳突肌上端之间定穴，平风府穴。

【功用】平肝熄风，疏解表邪，祛风清热，明目聪耳。

【主治】感冒，头痛，肩背酸痛，高血压，近视，青光眼，视神经萎缩。

【手法】点法，拿法，一指禅推法。

胸　腹　部

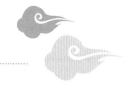

天突

【定位】胸骨上窝中央处。

【功用】理气宣肺，化痰利咽。

【主治】咳嗽，哮喘，胸闷，喉部异物感，吞咽困难，呃逆，咯痰不畅。

【手法】揉法，按法，压法，推法。

中府

【定位】胸骨中线旁开6寸，平第1肋间隙。

【功用】理气化痰，清泻肺热。

【主治】咳嗽，哮喘，胸痛，肩背痛。

【手法】揉法，点法，一指禅推法。

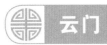 **云门**

【定位】胸骨中线旁开 6 寸，锁骨外端下缘。

【功用】宣肺止咳，泄热除烦，化痰散结。

【主治】咳嗽，气喘，胸痛。

【手法】点法，一指禅推法。

 膻中

【定位】在胸骨中线上，平第 4 肋间隙，在两乳连线中点。

【功用】宽胸利膈，调气降逆，清肺止喘。

【主治】胸闷气憋，心绞痛，心悸，哮喘，呃逆，女性乳腺疾患。

【手法】点法，一指禅推法，揉法。

中医药科普读本 第一辑

手到病除

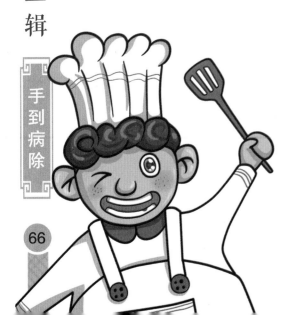
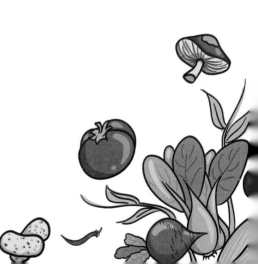

中脘

【定位】腹正中线，脐上 4 寸。

【功用】理气和胃，降逆祛湿。

【主治】胃痛，呕吐，呃逆，吞酸，腹胀，腹泻，便秘，消化不良等。

【手法】揉法，点法，按法，一指禅推法。

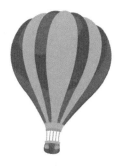

下脘

【定位】腹正中线，脐上 2 寸。

【功用】健脾和胃。

【主治】脾胃虚弱，脘痛，呕吐，腹胀，肠鸣。

【手法】一指禅推法，揉法。

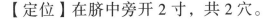

天枢

【定位】在脐中旁开 2 寸，共 2 穴。

【功用】健脾和胃，理肠止泻。

【主治】急、慢性腹泻，急性肠麻痹，阑尾炎，婴幼儿腹泻，便秘，月经不调，痛经等。

【手法】一指禅推法，揉法，摩法，点法。

梁门

【定位】脐上4寸，中脘旁开2寸。

【功用】和胃化滞，健脾理气。

【主治】胃痛，腹胀，食欲不振，泄泻，胆囊炎。

【手法】点法，一指禅推法，揉法。

 神阙

【定位】在脐窝正中。

【功用】健脾和胃，理肠止泻，温阳救逆，利水固脱。

【主治】肠鸣，腹泻，痛经，脱肛。

【手法】点法，揉法。

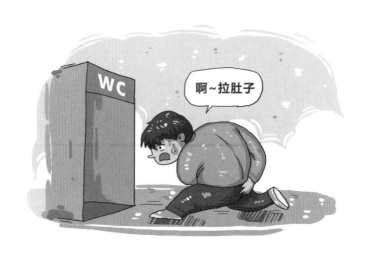

大横

【定位】在脐中旁开4寸处。

【功用】温中散寒，调理肠胃。

【主治】大便秘结，泄泻，腹胀，腹痛。

【手法】揉法，摩法，一指禅推法。

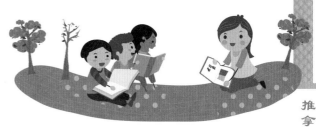

 章门

【定位】腹侧过脐横线，第11肋骨前端，或屈肘合腋时，平肘尖尽头处。

【功用】疏肝理气，和胃止痛。

【主治】胸胁胀痛，腹胀，呕吐，失眠，消化不良，肝炎。

【手法】点法，揉法，擦法。

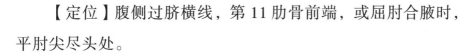 **期门**

【定位】位于乳头直下，第6肋间隙，前正中线旁开4寸。

【功用】健脾疏肝，理气活血。

【主治】胸满腹胀，胸胁胀痛，呕吐，吞酸，胆囊炎。

【手法】点法，揉法，擦法。

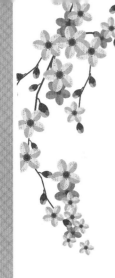

 气海

【定位】在腹正中线上，脐下 1.5 寸

【功用】补气调气，补中益肾。

【主治】各种气虚证，小腹痛，疝气，泻痢，遗精，阳痿，遗尿，月经不调。

【手法】一指禅推法，点法，揉法，振法。

 关元

【定位】在腹正中线上，脐下 3 寸。

【功用】补肾培元，回阳，调经。

【主治】小腹痛，泄泻，尿血，遗尿，遗精，月经不调，白带多，脐下绞痛，尿频，尿急，尿痛。

【手法】点法，一指禅推法，按法。

中极

【定位】腹正中线上，脐下 4 寸。

【功用】培元气，助气化，清湿热，补肾调经。

【主治】阳痿，遗精，遗尿，闭经，尿潴留，

中医药科普读本 第一辑

手到病除

月经不调，白带多，痛经。

【手法】一指禅推法，点法，按法，振法。

曲骨

【定位】在腹正中线的耻骨联合上缘的中点处。

【功用】温补肾阳，调经止带。

【主治】赤白带下，遗尿，遗精，阳痿，疝气，痛经。

【手法】点法，一指禅推法。

归来

【定位】脐中下4寸，距前正中线2寸。

【功用】养血调经。

【主治】痛经，慢性盆腔炎，月经不调，疝气。

【手法】点法，一指禅推法，拿法。

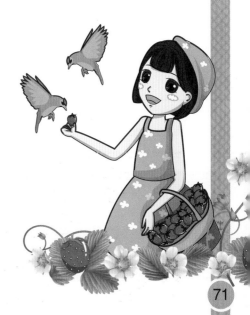

背　部

 大椎

【定位】位于第 7 颈椎棘突下凹陷处。

【功用】解表通阳，清脑宁神。

【主治】发热，中暑，咳嗽，哮喘，荨麻疹，项背部疼痛。此外，大椎有防病保健和强壮作用。

【手法】点法，弹拨法，一指禅推法，揉法。

肩井

【定位】大椎与肩峰端连线的中点。

【功用】通经活络，豁痰开窍，解热止痛。

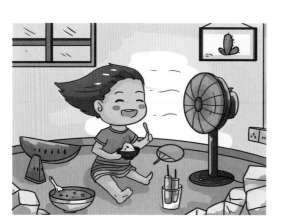

【主治】高血压，肩背痛，脑溢血，落枕，头顶疼痛，乳腺炎，子宫出血。

【手法】点法，一指禅推法，拿法。

中医药科普读本　第一辑

手到病除

天宗

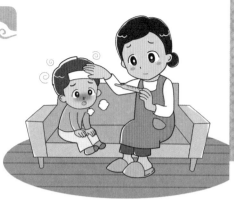

【定位】在肩胛冈下窝的中央。

【功用】通经止痛，生发阳气。

【主治】肩背酸痛，肩关节活动不便，颈项痛，胸肋满闷，气喘，慢性支气管炎等。

【手法】点法，一指禅推法，滚法。

大杼

【定位】背部在第 1 胸椎棘突下，旁开 1.5 寸。

【功用】祛风解表，宣肃肺气。

【主治】头痛，项背痛，咳喘，发热。

【手法】点法，一指禅推法，擦法，揉法。

肺俞

【定位】背部第 3 胸椎棘突下，旁开 1.5 寸。

【功用】调补肺气，补虚清热，止咳平喘。

【主治】咳嗽，气喘，咯血，潮热，盗汗，背部冷痛。

【手法】点法，一指禅推法，按法，揉法，弹拨法。

心俞

【定位】背部第 5 胸椎棘突下，旁开 1.5 寸。

【功用】养心宁神，调理气血，散发心室之热。

【主治】心烦，心悸，心律不齐，健忘，失眠，梦遗。

【手法】点法，按法，一指禅推法，揉法。

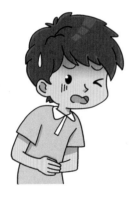

膈俞

【定位】背部第 7 胸椎棘突下，旁开 1.5 寸。

【功用】宽胸理气，养血和胃，散热化血。

【主治】膈肌痉挛，食道痉挛，咯血，吐血，贫血，咳喘，潮热，盗汗。

【手法】点法，按法，一指禅推法，揉法。

手到病除

肝俞

【定位】背部第 9 胸椎棘突下，旁开 1.5 寸。

【功用】理气明目，疏肝利胆。

【主治】肝胆疾患，胸胁痛，腰背痛，胃脘痛，目疾，黄疸。

【手法】点法，揉法，按法，一指禅推法。

胆俞

【定位】背部第 10 胸椎棘突下，旁开 1.5 寸。

【功用】疏肝利胆，清热化湿，宽胸理气。

【主治】肝胆疾患，胸胁痛，口苦，胆道蛔虫症，消化道溃疡。

【手法】点法，按法，弹拨法，一指禅推法。

脾俞

【定位】背部第 11 胸椎棘突下，旁开 1.5 寸。

【功用】除水湿，助运化，补脾胃，益营血。

【主治】消化不良，胃炎，泄泻，呕吐，浮肿，痢疾，贫血，月经不调，荨麻疹。

【手法】点法，按法，一指禅推法，弹拨法。

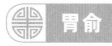

胃俞

【定位】脊柱区第 12 胸椎棘突下，旁开 1.5 寸。

【功用】振奋胃阳，健脾和胃，化湿清滞。

【主治】胃脘痛，胸胁痛，腹痛，腹泻，呕吐，肠鸣，脾胃虚弱。

【手法】点法，按法，一指禅推法，弹拨法。

肾俞

【定位】位于第 2 腰椎棘突下，旁开 1.5 寸。

【功用】滋补肾阴，强健脑髓，益聪明目，强腰利水。

【主治】腰痛，遗精，阳痿，遗尿，月经不调，白带过多，耳鸣，耳聋。

【手法】点法，按法，一指禅推法，弹拨法。

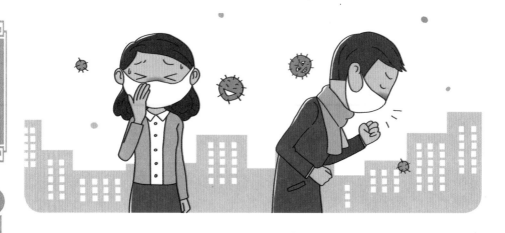

命门

【定位】腰部后正中线上第2腰椎棘突下凹陷中。

【功用】培元补肾，固精壮阳，强健腰膝。

【主治】腰痛，遗精，阳痿，遗尿，月经不调，赤白带下，腹痛，头晕耳鸣，手足逆冷。本穴有强壮保健作用。

【手法】点法，弹拨法，扳法。

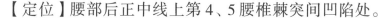

腰阳关

【定位】腰部后正中线上第4、5腰椎棘突间凹陷处。

【功用】补肾气，利腰膝，祛寒湿。

【主治】腰骶痛，遗精，阳痿，月经不调，赤白带下，下肢痿痹，类风湿病等。

【手法】点法，弹拨法，擦法，扳法。

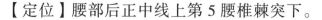

十七椎

【定位】腰部后正中线上第5腰椎棘突下。

【功用】通经活络，养气和血。

【主治】腰骶痛，腿痛，痛经，崩漏，遗尿，遗精。

【手法】点法，擦法，滚法。

腰眼

【定位】腰部第4腰椎棘突下，旁开3～4寸凹陷处。

【功用】强腰脊，壮筋骨。

【主治】腰痛，腰腿痛，腰部软组织损伤，妇科病等。

【手法】按压，揉按，搓法。

八髎

【定位】在第1、2、3、4骶骨孔中，分别为上髎、次髎、中髎、下髎各一对，合称"八髎穴"。

【功用】疏理下焦，强健腰膝。

【主治】月经不调，小腹胀痛，小便不利，尿频，尿急，尿痛以及腰痛，坐骨神经痛。

【手法】点法，滚法，擦法，一指禅推法。

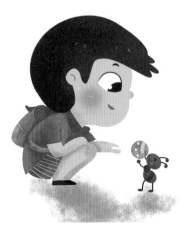

长强

【定位】在尾骨尖端与肛门之间。

【功用】通督任，调肠腑。

【主治】脱肛，痔疮，便秘，便血，尾骶骨痛，腰脊痛，癫痫。

【手法】点法。

中医药科普读本 第一辑

手到病除

上　肢

 肩髃

【定位】位于肩部三角肌上缘中点，上臂外展至水平时，肩关节外部出现两个凹陷，本穴在前方的小凹陷中。

【功用】疏风活络，通利关节。

【主治】肩臂痛，肩关节痛，上肢瘫痪，颈项拘急。

【手法】滚法，点法，一指禅推法。

 列缺

【定位】左右两手虎口交叉，食指端所指凹陷处。

【功用】祛风，宜肺，利咽。

【主治】偏头痛，咽喉干痛，咳嗽，气喘，牙痛，颈痛。

【手法】点法，揉法，一指禅推法。

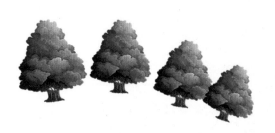
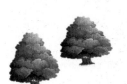
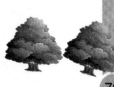

曲池

【定位】屈肘成直角，在肘横纹外端与肱骨外上髁之间。

【功用】疏风解表，消肿止痛，调理气血。

【主治】热病，高血压，头痛，扁桃体炎，手臂肿痛，荨麻疹，皮肤瘙痒，月经不调。

【手法】点法，拿法，揉法。

少海

【定位】在肘窝横纹内侧与肱骨内上髁连线中点。

【功用】清心宁神，降浊升清，理气通络。

【主治】心痛，手颤，手臂麻木，腋肋痛。

【手法】拿法，弹拨法。

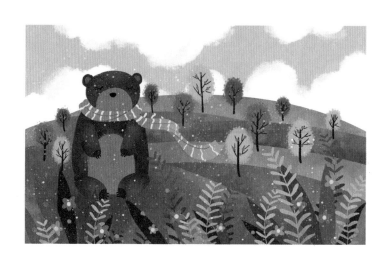

中医药科普读本 第一辑

手到病除

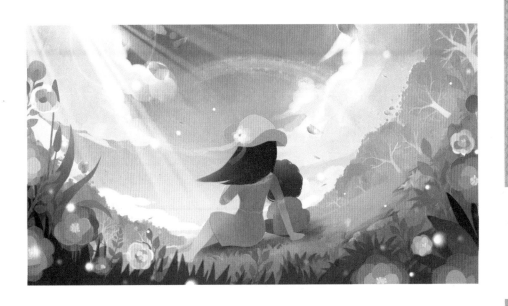

极泉

【定位】腋窝顶点，在腋动脉旁侧。

【功用】疏风理气，活血通络。

【主治】心痛，心悸，胁肋疼痛，肩臂疼痛。

【手法】拿法，弹拨法。

小海

【定位】肱骨内上髁后方尺神经沟处。

【动用】祛风，开窍，通经镇痛。

【主治】头痛，颈痛，肩、肘、臂痛，耳聋，耳鸣。

【手法】点法，弹拨法。

尺泽

【定位】在肘横纹的中央，大筋的外侧取之。

【功用】清肺降气，泻火降逆。

【主治】咳嗽，气喘，咯血，咽喉肿痛，肘臂肿痛，潮热。

【手法】点法，揉法，拿法。

曲泽

【定位】在肘窝与尺泽相对的横纹中央，即肱二头肌的尺侧缘，肘横纹上取之。

【功用】疏通心络，清泄湿热，止痛止泻。

【主治】胃痛，心绞痛，呕吐，心悸，烦躁不安，肘臂痛，手颤。

【手法】点法，拿法。

鱼际

【定位】在第1掌骨掌侧的中点。

【功用】清肺利咽，通络止痛。

【主治】咳嗽，哮喘，发热，咽喉肿痛，胸痛，手腕部腱鞘病。

【手法】点法，揉法，掐法。

中医药科普读本　第一辑

手到病除

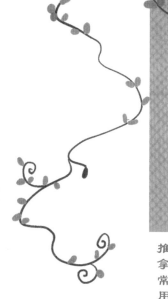

内关

【定位】在腕横纹正中直上 2 寸两筋间。

【功用】理气和胃，宁心安神，镇静镇痛。

【主治】心悸，心痛，胸胁痛，胃痛，呕吐，晕车，失眠，眩晕等。

【手法】点法，拿法，揉法，一指禅推法。

神门

【定位】在尺侧腕后第2条横纹头凹陷中取之。

【功用】镇静安神，宁心通络。

【主治】失眠，健忘，惊悸，心痛，癔症。

【手法】点法，揉法。

后溪

【定位】位于第 5 掌骨小头后方，握拳在小鱼际外侧掌纹头处。

【功用】宁心安神，清热利咽。

【主治】头项强痛，落枕，耳聋，颈部扭伤，肋间神经痛，肋臂指挛急，腰背痛。

【手法】掐法，点法。

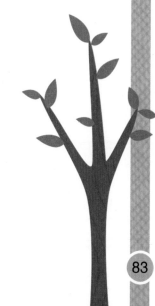

下　肢

梁丘

【定位】在髌骨外上缘上 2 寸，伸展膝盖用力时筋肉凸出处的凹洼。

【功用】通经活络，理气和胃。

【主治】胃痉挛性疼痛，膝关节肿痛，腹泻，乳肿，下肢瘫痪。

【手法】滚法，点法，拿法。

犊鼻（外膝眼）

【定位】通常将膝盖骨下两侧凹陷比作膝眼，外膝眼为犊鼻。

【功用】通经活络，疏风散寒，消肿止痛。

【主治】膝痛，下肢麻木，屈伸不利，膝关节扭伤。

【手法】点法，一指禅推法，擦法。

足三里

【定位】位于犊鼻穴直下 3 寸（即 4 横指）距胫骨约 1 横指处。

【功用】疏通经络，调和气血，扶正祛邪，健脾和胃。

【主治】胃痛，腹胀，消化不良，呕吐，肠鸣，泄泻，便秘，痢疾，肠梗阻，中风，脚气，水肿，下肢瘫痪。

【手法】点法，揉法，一指禅推法。

 ## 阑尾点

【定位】足三里直下 2 寸。

【功用】通络止痛。

【主治】急慢阑尾炎，消化不良，下肢麻痹。

【手法】点法，擦法，一指禅推法。

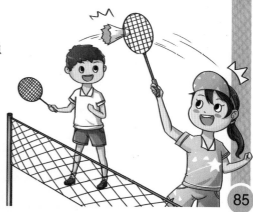

丰隆

【定位】小腿前外侧，在足三里下 5 寸，距胫骨前嵴外侧 2 横指。

【功用】健脾和胃，通络化痰。

【主治】咳喘，痰多，胸痛，眩晕，下肢瘫痪，膝胫酸痛。

【手法】点法，擦法，一指禅推法。

解溪

【定位】在足背的踝关节横纹中央凹陷处，在拇长伸肌腱和趾长伸肌腱之间。

【功用】理气通络，活血止痛。

【主治】头痛，眩晕，惊悸，腹胀，便秘，脚腕痛，足下垂。

【手法】点法，掐法，弹拨法，扳法。

太冲

【定位】在足背第 1、2 跖骨结合部前凹陷。

【功用】疏肝理气，通经活血，燥湿生风。

【主治】头痛，疝气，眩晕，失眠，胁痛，胆绞痛，黄疸，目赤肿痛，小儿惊风，足背部病证。

【手法】点法，一指禅推法。

侠溪

【定位】足背部第4、5趾缝间，趾蹼缘的上方。

【功用】疏肝利胆。

【主治】寒热，头痛，胆囊炎，偏头痛，耳鸣，耳聋，胁肋痛，足背肿痛，足趾痉挛。

【手法】点法，揉法。

环跳

【定位】在臀外下部股骨大转子的后上方，侧卧，当股骨大转子与骶椎裂孔连线的中1/3与外1/3交点。

【功用】通经活络，祛风散寒，强健腰腿。

【主治】坐骨神经痛，半身不遂，腰胯痛，膝胫痛。

【手法】击法，点法，按法，滚法，肘压法。

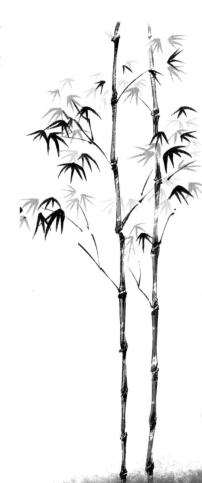

秩边

【定位】第21椎（第4骶椎）棘

突下，旁开 3 寸处。

【功用】舒筋活络，清利下焦湿热。

【主治】腰骶痛，下肢痿痹，小便不利，阴肿，痔疾，脱肛，大便难。

【手法】滚法，按法，击法，肘压法，弹拨法。

阳陵泉

【定位】位于膝外侧，腓骨小头前下方凹陷中。

【功用】疏肝利胆，清泄湿热，强健腰腿。

【主治】肝胆病证，胁肋痛，口苦，坐骨神经痛，下肢外侧麻木，膝关节炎，脚气。

【手法】点法，弹拨法，一指禅推法。

胆囊点

【定位】通常阳陵泉穴直下 1 ~ 2 寸之间找压痛点明显处取穴。若压痛点不明显，可在阳陵泉下 1.5 寸。

【功用】清热解毒，缓急止痛。

【主治】急、慢性胆囊炎，胆道蛔虫症，胆结石，胆绞痛，胁肋痛，下肢痿痹。

【手法】点法，一指禅推法，弹拨法。

委中

【定位】在腘窝横纹中央，当股二头肌腱与半腱肌肌腱的中间。

【动用】舒筋活络，强健腰膝，止吐止泻。

【主治】腰背痛，坐骨神经痛，下肢风湿痛，腹痛，急性吐泻，小腿肚转筋。

【手法】点法，拿法，一指禅推法。

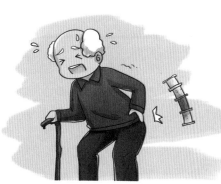

承山

【定位】位于小腿肚后的人字纹处之凹陷的顶端，当足尖着地，足跟提起时尤为明显。

【功用】舒筋活络，调理脏腑，固化脾土。

【主治】小腿肚转筋，腿痛，腰背痛，痔疮，下肢瘫痪，肛裂，脱肛。

【手法】点法，按法，滚法，击法，拿法。

涌泉

【定位】在足底前1/3与后2/3交界处，足心凹陷处。

【功用】通关开窍，安神镇静，散热生气。

【主治】头晕，目眩，头顶痛，咽喉痛，高血压，小儿惊风，精神分裂，肾虚牙痛，神经性头痛。

【手法】点法，擦法，掐法。

三阴交

【定位】位于小腿内侧踝尖直上 3 寸，胫骨内侧后缘。

【功用】补脾肾，助运化，通经活络，调和气血。

【主治】消化不良，肠鸣腹泻，腹胀腹痛，月经不调，痛经，闭经，崩漏，带下，难产，阳痿，遗精，遗尿，疝气，失眠，神经衰弱。

【手法】点法，一指禅推法。

太溪

【定位】位于足踝区，内踝尖与跟腱之间中点凹陷处。

【功用】调补肾气，通利三焦，强壮腰膝。

【主治】咽喉痛，牙痛，失眠，耳鸣，耳聋，乳腺炎，阳痿，气喘，咯血，遗尿，遗精。

【手法】点法，一指禅推法，擦法。

推拿
治常见病

TUINA
ZHI CHANGJIANBING

头 痛

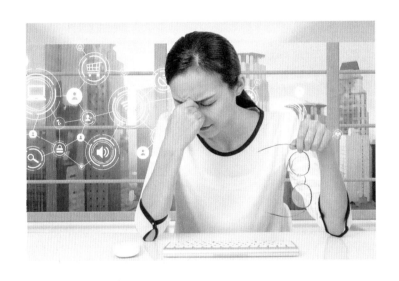

头痛是一种常见的自觉症状，有时会单独出现，有时会伴于各种急、慢性疾病过程中。从中医角度讲外风寒、风湿、风热等病邪，以及肝火上炎、痰浊内停、瘀血阻滞、气虚、血虚、阴虚阳亢等，均可导致头痛。西医学的内、外、五官等科的许多疾病，如脑血管病变、高血压、颅内疾病、多种感染性疾病、外伤、神经官能症等疾病过程中。按摩疗法不适用颅内占位病变引起的头痛，其他疾病引起的头痛，均能缓解症状，尤其对偏头痛、血管神经性头痛、感冒头痛，以及高血压头痛疗效更为显著。

常规疗法

（1）患者坐位，术者用一指禅推法，沿颈项部两侧膀胱经由上而下往返治疗3～4分钟，使颈项部产生酸胀、发热的感觉，然后点按风池、风府、天柱等穴，再拿揉两侧风池穴，约2分钟。

（2）患者坐位，术者用一指禅推法，从印堂开始向上推至前发际，沿前发际向两侧推至头维、太阳穴，往返3～4遍。点按印堂、太阳、百会等穴，使穴区产生酸胀感，头部感觉轻松。然后，用五指拿法从头顶全风池穴，进而顺势改做三指拿法，拿颈项至大椎穴，如此往返4～5遍，使颈部肌肉感觉轻松。

（3）患者坐位，术者立其后，用双手提拿肩井穴及两肩部肌肉，反复5～10次，使头、颈、肩，以至双上肢感觉发热、酸胀。松手后，患者感觉全身心的放松、惬意。

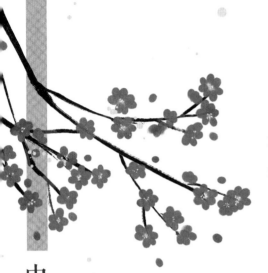

（1）前头痛为阳明经脉病变，多因眼、鼻、咽喉等疾病引起，也可见于贫血患者。常规治疗后可加：①揉拿印堂穴20次；②点揉合谷穴1～3分钟。

（2）偏头痛为少阳经脉病变，多因耳、牙齿及妇科疾病引起。常规治疗后可加：①在太阳、头维穴区行一指禅推法，以较重力量按揉风池穴3～5分钟。②掐按大敦穴1分钟。

（3）头顶痛为足厥阴经脉及督脉病变，多为神经功能性疾病。可先按揉百会穴1分钟，然后按揉太冲穴1分钟。

（4）后头痛为太阳经脉病变，多因高血压、颈椎病引起。常规治疗后可加：①掌面横擦后头部，以发热为度；②点揉玉枕穴，酸胀并向头顶放散，约1分钟；③按揉并弹拨委中穴1～3分钟。

（5）全头痛多因脑震荡、脑血管硬化等引起。常规治疗后可加：①按压、揉搓通天穴约1分钟，以热胀为度；②揉搓耳郭，牵拉耳垂，以发热为度。

中医药科普读本 第一辑

手到病除

自我按摩

（1）双掌揉擦面部，以热为度。

（2）以中指按揉百会穴，可根据各自具体情况，时间稍长些。

（3）推揉风池穴，约2分钟。

（4）分推天庭，约2分钟。

（5）梳头，五指分开，从前向后推按头皮，可做10～20次。

（6）叩击头部，五指分开放松，随意叩打头部，约2～3分钟。

以上操作，一般约需15分钟，可早晚各1次。重者午间亦可增加1次。做完后可自觉头面放松、发热、微有汗、头脑清醒，长期坚持操作，疗效甚佳。

注意事项

（1）做头面部按摩，一定要注意手指甲不可过长，且要保持光滑无刺。

（2）头面部手法，宜稳重灵活。

（3）长期头痛患者，要树立信心，坚持治疗，保持情绪舒畅，避免精神刺激，调整好休息时间。

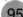

感　冒

　　感冒是由多种病毒引起的常见的呼吸道传染病。男女老幼均易感染，四时皆可发生，尤以冬、春季节气候骤变时为多。本病病情虽轻，但发病率较高，若不及时防治，可以发展为较严重的呼吸道疾患，甚至心肌炎，因此不可忽视。主要症状表现为起病急，一般潜伏期1天，开始病变局限于鼻、咽、喉部，出现咽部干燥发痒、鼻塞、流涕、咳嗽等，

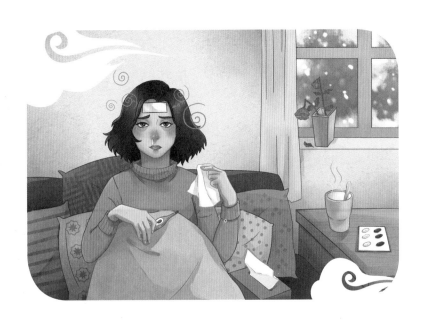

中医药科普读本　第一辑

手到病除

继则全身酸痛、头胀痛、畏寒、发热等。

常规疗法

（1）患者仰卧，术者以拇指揉按双侧肺俞、风门，各1～3分钟；再沿脊柱两侧膀胱经以小鱼际或掌根上下推擦背、腰部，以热为度。

（2）揉拿双侧风池穴1～3分钟，以酸胀、头背似乎微有汗为度。

（3）推按印堂、前额、迎香穴3～5分钟。

（4）揉按合谷、足三里穴各1分钟。

（5）提拿肩井，以酸胀、发热为度，揉滚前臂及肩背部3～5分钟。

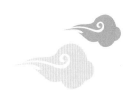

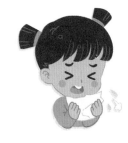

辨证疗法

（1）风寒型：症状偏于恶寒、发热轻、无汗、头痛、四肢酸痛、咳嗽、鼻塞、流清涕。常规治疗后可加：①拿揉上、下肢肌肉，并推擦各部肌肉约3～5分钟；②提拿肩井时，手法稍重5～10次，以感觉酸痛、身上

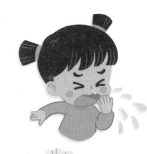

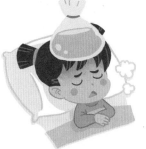

似有汗为度。

（2）风热型：发热重、微恶风寒、咽红肿、口干、痰黄稠。常规治疗后可加：①点按风府、太阳、曲池等穴各 1 分钟；②发热重可蘸酒平擦背部 1 ~ 3 分钟；③提拿肩井，手法宜轻些。

自我按摩

（1）擦迎香：用双手大鱼际，在鼻翼两旁迎香穴，反复推擦 100 ~ 200 次，使局部发热，鼻腔通畅。

（2）浴面：双掌抚面，上下擦动 100 次，使面颊潮红为度。

（3）擦涌泉：用小鱼际摩擦脚心涌泉穴，每次约 2 分钟，使局部发热，甚至有沿脚心向小腿、向上扩散感。

本套手法可用于防治感冒，应每日早晚坚持做。

注意事项

（1）治疗期间注意防寒保暖，多吃蔬菜水果，多饮水，保证充足睡眠。

（2）做面部按摩，要洗手掌，尤其是流涕多，鼻翼周围红肿患者，做点揉、推擦迎香穴时，注意手部卫生，避免造成感染。

胃 脘 痛

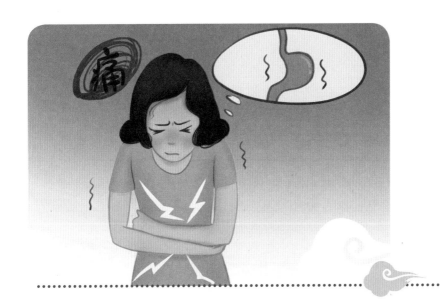

胃脘痛是指胃部疼痛的疾患，一种常见的反复发作性消化系统病证。多见于胃及十二指肠溃疡、慢性胃炎、胃神经官能症。

中医学认为，胃脘痛常因饮食不节，过食肥甘或生冷，或肝犯胃，或劳累过度，脾胃受损所致。临床因于寒凝致痛者，常见胃脘暴痛，喜暖畏寒；因于食滞者，常见胀闷疼痛，嗳腐吞酸；肝气犯胃者，常见攻撑作痛，连及两胁等；

脾胃虚寒者，常见隐隐作痛，泛吐清水，喜暖喜按等。

常规疗法

（1）患者仰卧，术者先以一指禅推法从上脘穴至脐中穴5～10次，然后按揉中脘、气海、天枢穴各1分钟。

（2）患者俯卧，术者用滚法沿脊柱及两侧往返操作5～10遍，然后点按脾俞、胃俞、肝俞、三焦俞等穴位，各穴约1分钟。

（3）按揉内关、足三里各1分钟。

（4）搓患者两胁3～5分钟。

（5）按擦双手胃痛穴（二、三掌骨缝间上端处）各1分钟。

辨证疗法

（1）寒邪犯胃：①用较重手法点按脾俞、胃俞，时间约2分钟；②在左侧背处作擦法，以透热为度。

（2）食滞：①顺时针摩腹，重点在中脘、天枢穴；②按揉脾俞、胃俞、大肠俞、八髎、足三里。

（3）肝气犯胃：①用柔和的一指禅推法或

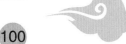

揉法，自天突穴向下至中脘穴治疗，重点在膻中穴；②轻揉章门、期门各3分钟；③用重手法按揉肝俞、胆俞、膈俞。

（4）脾胃虚寒：①轻按揉气海、关元、足三里穴，各3分钟，在气海穴可稍长时间；②直擦督脉，横擦左侧背部，以及腰部肾俞、命门穴，以透热为度。

自我按摩

（1）揉中脘：双手掌重叠紧贴中脘穴，以顺时针方向旋转按揉1~2分钟；再逆时针方向旋转按1~2分钟。

（2）推梁门：双手掌重叠，置于腹部，沿左右肋弓推揉，顺逆时针旋转推揉梁门穴各1~2分钟。

（3）推揉内关、足三里：坐位，以拇指推揉内关、足三里穴，左右交替，各1~2分钟。按揉时频率不宜过快，令穴位有酸胀感为度。

注意事项

（1）对胃、十二指肠溃疡出血期的患者，一般在腹部、背部不宜施手法。

（2）注意生活规律，调节饮食，心情开朗，不宜过度疲劳。

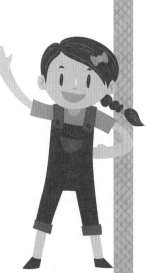

呃　逆

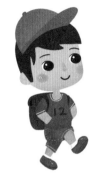

呃逆俗称打嗝，由于空气突然被吸入呼吸道内，而产生呃呃连声，不能自制的病证。本病多由胃寒凝滞、胃热冲激、肝气犯胃、痰食阻滞，以及脾胃阳虚、胃阴不足等原因致胃气失于和降而上逆所致。本病为西医学的一种由膈肌间歇性不自主的、痉挛性收缩动作，既可单独发生，又常见于肠神经官能症、胃炎、胃扩张、肝硬化晚期、脑血管疾病、尿毒症，以及其他某些疾病过程中。偶发呃逆，常能自愈。

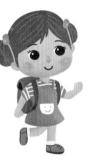

手到病除

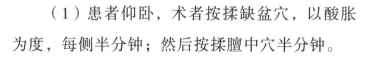

常规疗法

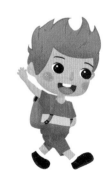

（1）患者仰卧，术者按揉缺盆穴，以酸胀为度，每侧半分钟；然后按揉膻中穴半分钟。

（2）以中脘为重点，顺时针方向摩腹6～8分钟。

（3）患者俯卧，术者以一指禅推法，自上而下在背部膀胱经治疗3～4遍，重点在膈俞、胃俞，时间约6分钟。再按揉膈俞、胃俞，以酸胀为度。

（4）搓背部及两胁，使患者感觉胁部轻松。

辨证疗法

（1）胃中寒冷：①摩腹时加点气海穴，约2分钟。②横擦左背部，以透热为度。

（2）胃中燥热：①横擦八髎穴以透热为度。②按揉足三里、大肠俞，以酸胀为度。

（3）气郁痰阻：①按揉中府、云门、膻中、章门、期门、肝俞、膈俞，均以酸胀为度，但刺激不宜太重。②沿肋间隙，分推胸部，以透热为度，斜擦两胁，微热为度。③按揉内关、足三里、丰隆，以酸胀为度，每穴约1分钟。

（4）正气亏虚：①推擦后背脾胃区域，直擦督脉，均以透热为度。②按揉内关、足三里各半分钟。

自我按摩

（1）按揉合谷、曲池、内关，每穴各1～2分钟，以酸胀为度。

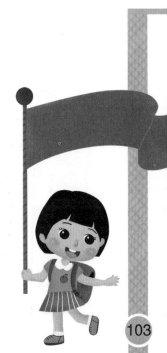

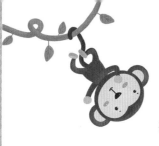

（2）重按揉赞竹，以酸胀为度，持续约5～6分钟，待呃逆停止后，稍待片刻，再逐渐松开。

（3）推揉膻中，由上而下，约5～10遍。

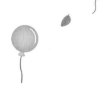

注意事项

（1）有习惯性呃逆患者，应注意不可过食刺激性食物，注意饮食习惯，以及胃部保暖。

（2）揉攒竹时，不可压迫眼球，以免出现危险。

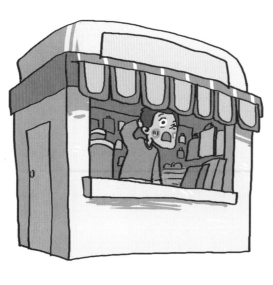

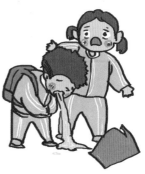

泄　泻

泄泻是以排便次数增多，粪便质稀，或如水注，或完谷不化为主症的病证。

本病多由感受寒湿暑热，或宿食内停，水饮留肠，肝木乘脾，脾胃虚弱，肾阳虚衰等因所致。常见于西医学的急、慢性肠炎，肠结核，肠功能紊乱，结肠过敏，以及消化不良等疾病。

 常规疗法

（1）患者仰卧，术者以一指禅推法从中脘穴缓缓向下推至气海、关元穴，往返数次，约 3 ~ 5 分钟。

（2）双掌叠按于腹部，施振法约 1 分钟，然后突然放松，提起双手。如此一按一松，反复 5 ~ 10 次。

（3）患者俯卧，推滚其背部肌肉，并重点按揉脾俞、大肠俞、肾俞等穴，约 3 ~ 5 分钟。

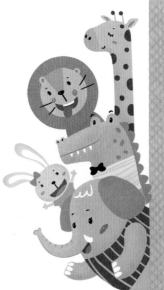

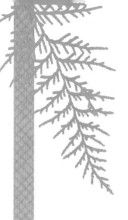

（4）按揉足三里、阴陵泉、阴交等穴各1分钟。

辨证疗法

（1）寒湿伤脾型：症见发病急，大便稀薄或夹黏液，腹肠鸣，肢体酸痛。常规治疗后可加：①按揉尾骶部3～5分钟；②以小鱼际从尾部沿脊柱向上推擦，以透热为度；③按揉上巨虚、下巨虚穴各1分钟；④按揉曲池、合谷穴各1分钟。

（2）饮食积滞型：症见突然发病，脘腹胀痛，泻下粪便臭如败卵，泻后痛减，爱嗳腐吞酸。常规治疗后可加：①逆时针摩腹3～5分钟；②双掌分向斜擦小腹5～10次；③患者俯卧，从尾骶部至大椎穴捏脊5～10遍；④从上至下擦推内侧，以透热为度。

（3）脾肾阳虚型：症见大便时溏时泻，完谷不化，并多在黎明时腹痛，肠鸣泻，并伴腹部畏寒，腰酸膝弱。常规治疗后可加：①横擦大椎、命门穴，均以透热为度；②掌摩脐周及上腹部3～5分钟；③按揉太溪穴1分钟；④搓擦涌泉穴3～5分钟。

自我按摩

（1）用双手掌重叠先后贴于中脘、神阙、气海、关元、天枢各穴，顺时针各按揉 1～2 分钟，再逆时针各按揉 1～2 分钟。

（2）用双掌同时沿肋弓下缘，由后向前推两侧章门穴 1～2 分钟，使局部发热。

（3）取坐位，用拇指推足三里 1～2 分钟。

注意事项

（1）泄泻严重，有脱水者，需及时补液。

（2）患者应免进生冷食物，避免过分劳累，以配合治疗，巩固疗效。

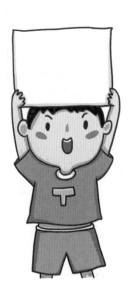
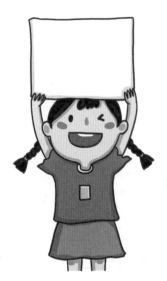
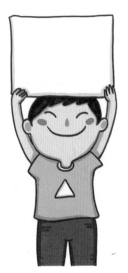

消化不良

　　消化不良是消化系统本身的疾病或其他疾病所引起消化功能紊乱的症候群。一般多因肝郁气滞、饮食不节所致。如暴饮暴食，时饥时饱，偏食辛辣肥甘或过冷、过热、过硬的食物，日久损伤脾胃；久病体虚，营养不良，脾胃消化功能减弱。

　　临床主要表现为腹部不适、嗳气、腹胀、恶心呕吐、食欲不振、腹泻、便秘、完谷不化。

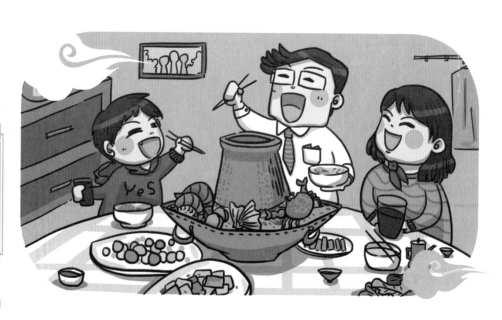

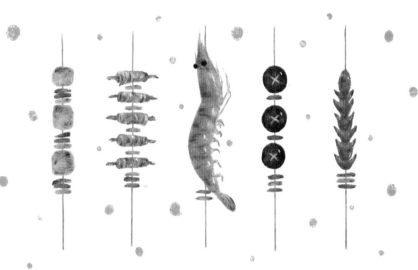

常规疗法

（1）摩上腹：患者仰卧，以中脘为圆心，术者用掌根轻轻摩动3分钟，以腹内觉温热为宜。再以神阙为中心，在中、下腹摩动约2分钟，亦以腹中有热感为宜。

（2）擦腰骶部：患者俯卧，术者用掌根搓擦腰骶部，自上而下，约3～5分钟，以局部温热舒适为度。

（3）点揉支沟、足三里、天枢、气海等穴，各约1～2分钟，以穴区有胀感为宜。

辨证疗法

（1）脾胃虚寒者：以摩上腹手法为重点，适当多做。

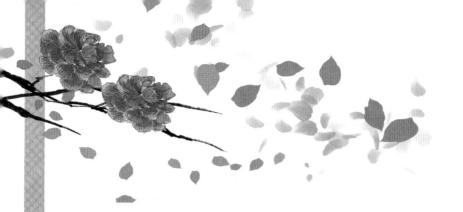

（2）便秘、腹泻、排便不规律者：揉天枢，开始稍用力，渐加力，以能忍受为度，约2分钟。

（3）肝郁气滞、脾胃不和者：交替抚按两胁，约2分钟，以感轻松舒畅为度。

自我按摩

（1）叠掌于中脘、气海、关元穴，先顺时针各按揉1～2分钟，再逆时针各按揉1～2分钟。

（2）用拇指推揉内关1～2分钟，左右交替进行，以有酸胀感为宜。

（3）推揉足三里穴1～2分钟，使之有酸胀麻的感觉。

注意事项

饮食要有规律，不过食生冷的食物。老年人要保持大便通畅。

中医药科普读本　第一辑

手到病除

肥　胖　症

　　肥胖症是由于摄食热量超过消耗能量而造成体内脂肪堆积的病症。西医认为神经系统、内分泌系统功能失常，对人体活动、摄食代谢等过程的调节能力降低，另外遗传因素等均可引起肥胖症的发生。中医认为暴饮暴食、过食肥甘、劳逸不当，使脾胃功能失常，日久痰湿积聚体内而导致肥胖症。临床中体重超过正常体重（男性：身高 –105= 正常体重，女性：身高 –110= 正常体重）20% 者，诊为肥胖症。可表现为体态臃肿，腹部、臀部脂肪的堆积明显，常伴见乏力、喘息、头晕、便秘等。

常规疗法

　　（1）患者仰卧，术者以掌置脐上摩腹，顺、逆时针，圈由小到大，由大到小，力量渐重，

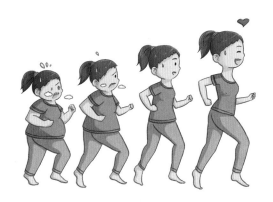

约 5 分钟。

（2）一手握中脘处肌肉组织，另一手握气海穴处肌肉组织，双手同时提拿，提拿时面积宜大，力量深沉，一提一放，反复 20 ~ 30 次。

（3）患者坐位，术者从后面，从双胁下抄拿腹部肌肉，一拿一放，拿起时亦应加力捻压，并渐次向上向下操作，反复进行 20 次。

（4）双掌自胁下向腹部用力推擦，以透热为度。

（5）掌擦肩、背、腰骶部，以透热为度，以虚掌从上向下拍击 1 ~ 3 分钟。

（6）拿揉四肢肌肉，适量为宜。

（7）按揉弹拨合谷、足三里、丰隆各 1 分钟。

辨证疗法

（1）肥胖伴有气喘、心慌者，常规治疗后可加：①按揉膻中、肺门穴各 1 分钟。②按揉外关、神门穴各 1 分钟。③按揉脾俞、胃俞、三焦俞各 1 分钟。④横擦胸上方，以透热为度。

（2）肥胖伴有头晕、失眠、便秘者，常规治疗后可再加：①按揉印堂、太阳、百会穴各 1 分钟。②按揉合谷、曲池穴并配合弹拨各 1 ~ 3 分钟。③搓擦两胁 3 ~ 5 分钟。④按揉时压臀部、环跳穴 1 ~ 3 分钟。

自我按摩

（1）浴头面：两掌心按住前额，向下颌部反复搓擦，再翻到头后，从耳后，轻轻过头顶，达到前额，以头面微热为度。接着用十指均匀揉擦整个头部发根 20 余次，然后从太阳向头上部捋，捋至头顶后，五指并拢向后下方捋，捋到项部。如此反复 50 次左右。

（2）消除脂肪法：①腹部消脂，患者仰卧，在整个腹部用掌摩法，操作 5 分钟，拿法 2 分钟，自上而下推腹直肌 2 分钟，轻拍 1 分钟。

②四肢部消脂，患者取坐位，在四肢部肌肉做拿法、擦法、摩法，共 15 ~ 20 分钟。

注意事项

肥胖的发生，重在预防，一方面从饮食着手，避免摄入多余热量；另一方面要保持适量运动。对已出现肥胖，除积极治疗外，还应当主动坚持自我推拿。

便　秘

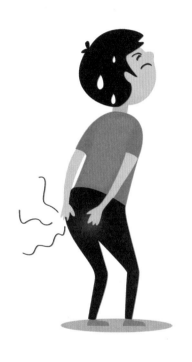

便秘是大便秘结不通，排便时间延长，或欲大便而艰涩不畅的一种病症。可由肠道器质性疾病引起，但多数属于单纯性便秘（功能性便秘）。功能性便秘的原因为排便动力缺乏，如年老体弱，气血两亏，津液不足，肾阳虚衰，忧愁思虑，情志不畅，日久伤脾，脾运功能低下，多食辛辣厚味食物，胃肠积热，或进食太少，水分缺乏，食物缺少纤维素，多次妊娠，过度肥胖、怀孕等，造成腹肌衰弱，分娩后肛提肌衰弱，缺乏定时大便习惯，影响排便反射等。

常规疗法

（1）患者仰卧，术者以一指禅推法在中脘、关元、天枢、大横穴治疗，每穴约1分钟，然后以摩法逆时针方向操作 5 分钟。

（2）患者俯卧，术者以一指禅推法沿脊柱两侧从肺俞开始向下，沿脾俞、胃俞、三焦俞、肾俞直到八髎穴，反复操作 5 分钟。

 辨证疗法

（1）若为大便干结，小便短赤，口干心烦的胃肠燥热型，再加以点按阳陵泉、三阴交、曲池各穴，以酸胀为度。

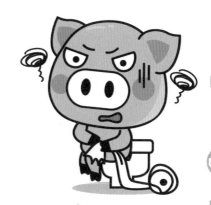

（2）若为大便秘结不畅，临便努责，胁腹痞胀的气机郁滞型，则加以点按章门、期门、太冲、行间各穴，每穴 2 分钟。

（3）若为大便秘结，多日难解，头晕目眩，面色无华的气血亏虚型，则加以按揉曲池、支沟穴、足三里、三阴交，并搓涌泉穴，各 1 分钟。

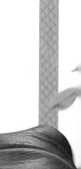

自我按摩

（1）用双手掌重叠贴于中脘穴，先顺时针方向旋转按揉 1 ~ 2 分钟，再逆时针方向旋转按揉 1 ~ 2 分钟。

（2）用双手掌重叠于小腹，先顺时针方向

旋转，按揉气海、关元、天枢穴 1 ~ 2 分钟，再逆时针方向旋转按揉 1 ~ 2 分钟。

（3）重叠双手掌，将整个腹部纵分三个等分，横分三个等分，从下往上，按顺序慢慢移动压腹。压腹时从口中吐气，放手时静静从鼻吸气。

（4）取立位或俯卧位，用手掌大鱼际或小鱼际揉长强穴 2 ~ 3 分钟。

（5）取坐位，用右手拇指指峰贴于左侧足三里穴处，推揉 1 ~ 2 分钟；再用左手拇指指峰贴于右侧足三里穴处，推揉 1 ~ 2 分钟，使局部有酸、胀、麻的感觉。

注意事项

手法治疗应于饭后 2 小时实施；平时应保持精神的舒畅，进行轻便的运动，常食含粗纤维较多的食物，定时登厕。

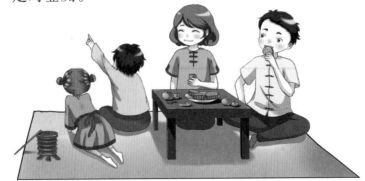

中医药科普读本 第一辑

手到病除

中　暑

中暑，指的是夏日因高温气候，热毒内蕴，不得散发；再加以湿邪内侵，束困肌肤，化为暑毒。主要表现为胸闷、烦躁、头晕、头胀，或腹胀、腹泻、肢体乏力，甚者出现高热昏厥。

常规疗法

（1）按合谷、内关穴 1～2 分钟，揪拿委中穴使之发红、发紫。

（2）推抹大天心、坎宫、太阳穴，拿风池穴，擦大椎穴。

（3）提拿背部双侧骶棘肌，或从上向下弹拨骶棘肌 3～5 遍。

（4）拿肩井穴 3～5 分钟。

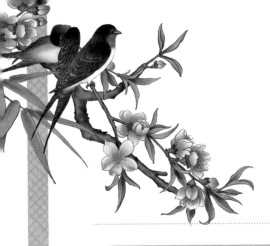

 辨证疗法

（1）胸闷憋气明显者加揪膻中穴及附近皮肤，使之发紫。

（2）头晕、头胀严重者加揪颈部任脉及双侧阳经使之变红紫。

（3）腹胀明显者加揪拿中脘、天枢穴。

（4）出现昏厥者，先掐人中、十宣，使之苏醒后再行以上操作。

自我按摩

（1）双手分抹前额部，重推太阳穴。

（2）纵向揪拿任脉及双侧阳颈项部肌肤，使之变紫。

（3）横向揪拿膻中穴及其附近肌肤，使之变紫。

（4）按合谷穴，拿委中穴。

 注意事项

中暑出现高热昏厥者需送医院急救处理，以防不测。

中医药科普读本 第一辑

手到病除

晕　厥

晕厥，是指骤起而短暂的意识和行动的丧失。原因主要有如下两方面：其一为元气虚弱、病后气血未复，产后失血过多，每以操劳过度、骤起立，引起经脉气血不能上充，阳气不能达于四肢而致；其二是情志异常变动，或外伤剧烈疼痛，以致气机逆乱，气血运行一时紊乱，清窍受扰而突然昏倒。临床上表现为：开始时自觉疲乏无力、眼前昏黑、泛泛欲吐，而至突然厥倒不省人事，同时出现面色苍白、汗出、四肢逆冷、脉细缓、血压下降等。

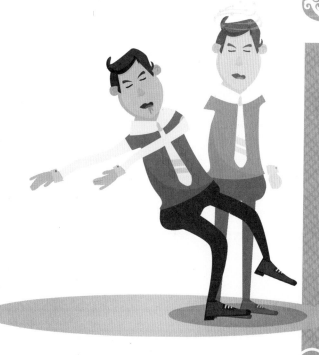

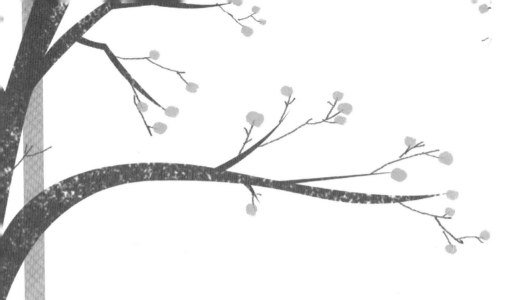

常规疗法

（1）患者平卧，或将头稍垫高，解开衣襟。

（2）急掐人中穴 0.5 ~ 1 分钟，使之苏醒。

（3）拿合谷、委中穴，按百会、印堂穴，并从印堂穴抹到太阳穴，往返 10 余次。

（4）拿肩井穴 3 ~ 5 分钟。

注意事项

（1）外伤有明显骨折、内脏出血者，尤其是头颅骨折者，不适宜手法治疗。

（2）久病元气明显虚弱者，掐人中穴使之苏醒后，急用艾条灸关元穴 30 分钟效果更佳。

落　枕

　　落枕又称"失枕"，是因被厚枕高，颈在枕上时受风而导致颈部肌肉痉挛、强直、酸胀、疼痛，以致转动失灵的病症。此病轻者 4～5 天即愈，重者疼痛严重并可向头部及上肢放射，可延至数周不愈。

常规疗法

　　（1）患者坐位，术者用滚法，一指禅推法在患侧颈项及肩部放松局部肌肉 5 分钟。

　　（2）用拿法提拿颈项及肩部紧张的肌肉 5 分钟。

　　（3）术者捧患者头部，使其做头部前屈、后伸及左右旋转动作各 10 次。

　　（4）术者在患者主动放松颈部肌肉的条件下，作摇法 5 分钟。

　　（5）患者仍取坐位，术者立于其后，一手托住患者头侧后部，另一手抵住对侧下颏部，使头向一侧旋

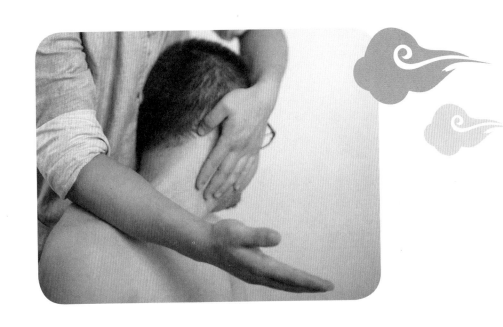

转至最大限度时，两手同时用力向反方向扳动，左右各1次。

（6）点按风池、风府、风门、肩井、天宗穴各2分钟。

（7）在患部用擦法，使局部发热为度。

辨证疗法

（1）头不能抬起及前俯者，加点京骨、委中穴各2分钟。

（2）头不能左右转者，加点肩俞、后溪穴各2分钟。

自我按摩

（1）用双手拇指同时推揉风池穴，有酸胀感后持续 1 ~ 2 分钟。

（2）用手掌掌面和小鱼际部位推揉颈项部，以有热感为度。

（3）用四指反拿颈肌，约 3 ~ 5 分钟，使指力逐渐深透，以颈项部胀、热、舒适为度。

（4）将头部向健侧侧屈，并下压旋转，使病损肌肉在被动牵长的情况下，用健侧手指指腹在压痛点上作推揉、弹拨 2 分钟。

（5）用一手的四指拿肩井穴，再用中指推肩井，并左右转动头部，逐步恢复颈部正常活动功能。操作时，左侧用左手，右侧用右手。

（6）在肩井穴用掌揉法揉 10 分钟。左侧用右手，右侧用左手。

注意事项

（1）头颈部扳法，不可强求有弹响声。

（2）疼痛甚者（颈项不敢转动者）可先按揉患侧天宗穴 2 ~ 3 分钟，并嘱患者轻缓转动颈项，当痛稍减后，再用以上方法治疗。

（3）颈项部保暖，不宜睡高枕。

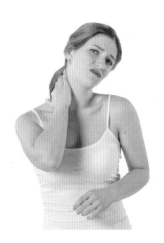

颈　椎　病

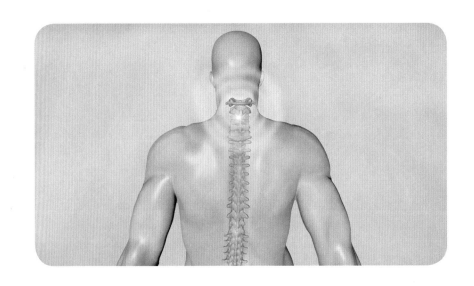

颈椎病又称颈椎综合征，是颈椎骨关节炎、增生性颈椎炎、颈神经根综合征、颈椎间盘脱出症的总称，是一种以退行性病理改变为基础的疾患。主要由于颈椎长期劳损、骨质增生，或椎间盘脱出、韧带增厚，致使颈椎脊髓、神经根或椎动脉受压，出现一系列功能障碍的临床综合征。本病是中老年人的常见病、多发病。轻者头、颈、肩、臂麻木疼痛，重者可致肢体酸软无力，甚至大小便失禁、瘫痪。病变累及椎动脉及交感神经时则可出现头晕、心慌等相应临床表现。

常规疗法

（1）患者取坐位，术者立于其后，点按揉风池、天鼎、缺盆、肩井、肩中俞、肩外俞、肩髎、曲池、手三里、合谷、小海、内关、外关、神门等穴，每穴点按1分钟。

（2）点穴后，用滚法放松其颈肩部，上背部及上肢的肌肉约5～10分钟。

（3）再用拿法，拿揉颈项部5分钟。

（4）以推擦法推擦桥弓，肩臂部5～6次。

（5）患者仍取坐位，术者站其背后，用双手拇指顶在枕骨下方；掌根托住两侧下颌角下方，并用两前臂压住患者两肩，两手用力向上，两前臂下压，同时作相反方向用力拔伸，保持2～3秒钟。

（6）拔伸后，嘱患者头部略向前屈。医生一手抵住患者头侧后部，另一手抵住下颏部（对侧），

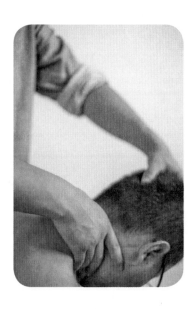

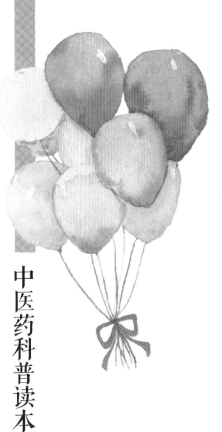

使头向一侧旋转到最大限度时，两手同时用力作相反方向扳动，左右各1次。

（7）最后，提拿患者两侧肩井并搓患者肩部及前臂反复几次。

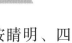
辨证疗法

（1）头晕较重时加点按睛明、四白、太阳各穴，每穴1分钟。

（2）伴耳鸣耳聋时加点听宫、听会；心悸较重时加点心俞、厥阴俞各1分钟。

（3）伴下肢活动障碍者加点环跳、足三里、三阴交。

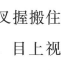
自我按摩

（1）站立或端坐，双手叉握搬住后枕部向前，头竭力向后仰，目上视前俯后仰18次。手与项绷紧争力，静力性抵抗片刻。

（2）双臂自然下垂，仰面，耸

中医药科普读本 第一辑

手到病除

肩缩颈，尽量用力使颈肩争力，头向左右转动
3～5次。

（3）双手指握搬住后颈，头上顶，肘高平肩，双肘臂先尽量外展后张，再向前至双肘相合，做18次。

（4）两手五指并拢，指面分别贴于左右后枕处，然后沿大椎、肩井来回揉擦数十次，适当点按风池、风府、天柱、大杼等穴，再擦头颈前后左右数次，拿肩井搓手浴面，活腕。

 注意事项

（1）头颈部扳法，不可强求有弹响声。

（2）平素颈项部应注意保暖，不宜睡高枕。

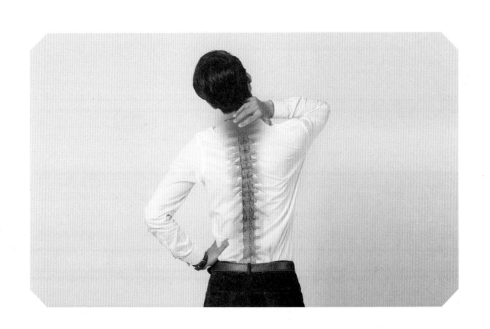

高　血　压

　　高血压病是一种以动脉血压增高为主的临床综合征。分为原发性高血压和继发性高血压（症状性高血压）。原发性高血压，是由人体大脑皮层功能紊乱而引起的，本病多发生在 40 岁以上，除血压升高外，可伴有颈后或头部胀痛、头晕、眼花、心慌或胸闷、四肢发麻等症状。继发性高血压，可由肾脏疾病（如急、慢性肾炎）、妊娠毒血症、脑部疾患（如脑外伤、

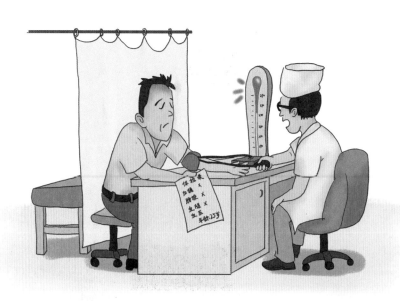

脑肿瘤等）、内分泌疾患等引起。推拿主要是针对原发性高血压的。

 常规疗法

（1）头颈部：①自上而下推桥弓，先推左侧，后推右侧，每侧约1分钟。②用一指禅推法，从印堂沿直线，推到前发际，往返4～5次；再从印堂沿眉弓推至太阳穴，往返4～5次；绕眼眶一周治疗，两侧交替进行，每侧3～4次，约4分钟。③在头两侧循胆经，从前上到后下方，做扫散法，约20～30次，配合点按角孙、睛明、太阳，约3分钟。④在头顶用五指拿法，到颈部用三指拿法，直至大椎穴两侧，往返3～5次，约2分钟。

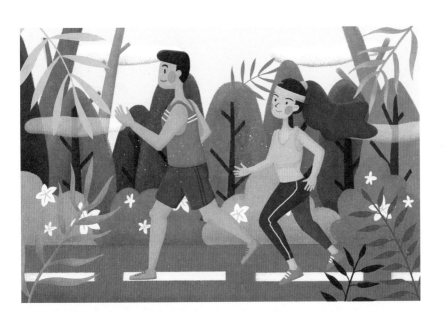

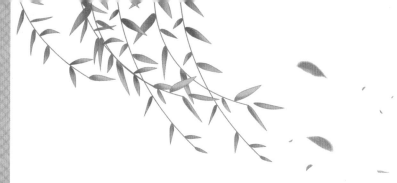

（2）腹部：患者仰卧，术者在患者腹部做顺时针方向摩法，使腹部亦随之移动，约 10 分钟。同时配合点按关元、气海、神阙、中脘、大横等穴，各约 1 分钟。

（3）腰部及足底：①横擦肾俞及命门一线，以透热为度。②直擦足底涌泉穴，以透热为度。

辨证疗法

（1）眼睛胀痛，可加刮眼眶法。以双食指屈曲以桡侧面轮刮上下眼眶，2 ~ 3 分钟。

（2）头晕头痛较重者，可重点做头顶部手法。戳点百会、四神聪、风池等穴。

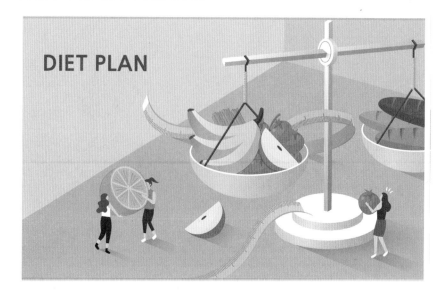

中医药科普读本 第一辑

手到病除

自我按摩

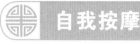

（1）揉按印堂、太阳、风池穴，各1～2分钟。

（2）推揉头两侧少阳经脉，反复数遍，约2分钟。点按百会穴，约1分钟。

（3）按揉百会及四神聪穴，各1～2分钟。

（4）按揉足三里、手三里，各2～3分钟。

（5）搓擦涌泉穴，至足底透热为止。

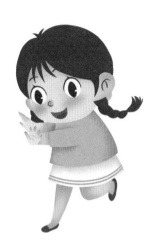

注意事项

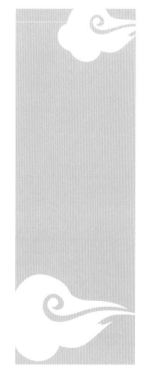

（1）推桥弓，要单侧进行，不可双侧同时推，且推动的力量不可过大。

（2）生活有规律，进行适当的体育锻炼，忌食油腻，戒烟酒。

（3）保持情绪稳定，精神舒畅。

（4）对急进型高血压，要配合药物等其他治疗方法。

失　眠

失眠在中医学中称为"不寐"，古代文献中还有"不得卧""目不瞑""卧不安"等名。是指经常睡眠不好而言，上床后难以入睡，睡眠浅，易惊醒，或虽能入睡，但醒得早，醒后不能再睡。西医认为睡眠是调节人体生理节奏的最好方法，但受种种因素的影响，入睡困难或睡眠不熟，就不能达到对身体有益的效果。有人怕失眠，精神紧张，就会失眠，如此造成恶性循环，久之造成神经

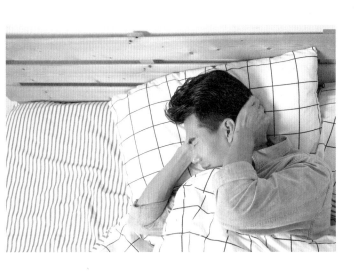

衰弱和某些生理功能的失调。采用按摩方法镇静催

眠，可使紧张和亢奋的神经功能得到松弛和安抚，进而增加大脑皮质的抑制过程，促进入睡和熟睡。

常规疗法

（1）患者俯卧，术者先以滚法沿脊柱两侧操作，配合点按心俞、厥阴俞、脾俞、胃俞、肾俞，约5分钟。

（2）患者仰卧，先以一指禅推法，从印堂到神庭，往返5～6次；再从印堂向两侧沿眉弓至太阳，往返5～6次；然后用一指禅沿眼眶推疗一周，如此做3～4遍；最后从印堂沿鼻翼两侧向下经迎香沿颧骨至两耳前，往返2～3次；治疗中可重点点揉一下印堂、神庭、攒竹、睛明、太阳穴等。

（3）两手对按枕后风池穴1分钟；在头两侧循胆经做扫散法，约1分钟。

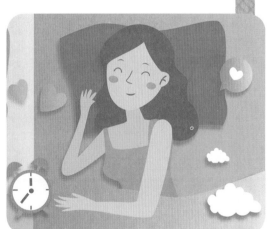

（4）患者坐位，术者从头顶用五指拿法，到颈项，改用三指拿法，配合揉按风池穴3～5次，再拿肩井穴5～10次。

（5）以掌根拍击囟门（印堂与大椎连线的前1/3）3～5次。

133

辨证疗法

（1）心脾两虚，心悸气短，腹胀便溏，睡眠不实。加：①揉按心俞、肝俞、胃俞、小肠俞、足三里，每穴约1分钟。②横擦左背，直擦督脉路线，以透热为度。

（2）阴虚火旺，多梦易醒，五心烦热，健忘，神疲乏力。加：①单侧推桥弓，每侧20～30次。②横擦肾俞、命门一线，以透热为度，再擦涌泉，以引火归原，以透热为度。

（3）痰热内扰，烦躁易怒，不易入睡，脘闷，嗳气，呕恶。重点做背部滚法，然后加：①摩腹5～10分钟，同时点按中脘、气海、天枢、神阙、足三里、丰隆。②横擦左背及八髎穴区，以透热为度。

自我按摩

（1）推百会，用中指交替推按百会穴1～2分钟。

（2）推揉风池，用拇指推揉风池1～2分钟。

（3）神门穴用拇指推法 1 ~ 2 分钟。

（4）用拇指推揉睡眠穴 1 ~ 2 分钟。

（5）用双手无规律掐接头皮约 2 ~ 3 分钟，再叩击头部 2 ~ 3 分钟。

注意事项

（1）患者应积极坚持体育锻炼，如为器质性病变引起的失眠，应重视病因的治疗。

（2）失眠的按摩治疗，手法宜由轻至重，再由重至轻，令患者有睡意，甚至手法未作完，便已睡去。

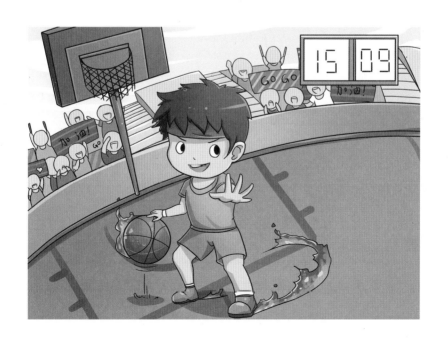

胃 下 垂

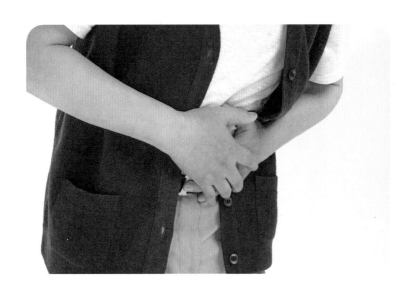

　　胃下垂是由于先天禀赋不足、后天饮食不节，七情所伤、劳倦过度，导致中气下陷、内脏下垂。主要临床表现为腹胀、恶心、嗳气、胃脘疼痛、腹泻、便秘等消化系统症状，及眩晕、乏力、心悸等全身表现。

🔆 常规疗法

　　（1）患者仰卧位，用拇指推揉膻中、中脘、气海、关元、天枢等穴各 5 分钟。

　　（2）用手掌顺时针摩腹部，同时以小鱼际向上托提胃部共 5 ~ 10 分钟。

（3）患者俯卧位，用拇指（或中指）点按膈俞、谚谙、脾俞、胃俞、足三里等穴各 3 分钟，用滚法滚第 6 胸椎到第 2 腰椎两侧脊旁 25 分钟。

（4）四指并拢，沿肩胛骨内侧缘从下往上擦 3 ~ 5 遍。

（5）横擦八髎穴以透热为度。

（6）用振法在中脘、膻中、气海等穴各操作 5 分钟。

 自我按摩

（1）用双手由下往上托提胃部 100 次。

（2）用中指按揉膻中、中脘、气海、足三里、三阴交等穴各 3 分钟。

（3）双掌擦热后，斜擦腰骶部以透热为度。

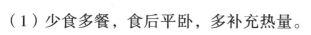 **注意事项**

（1）少食多餐，食后平卧，多补充热量。

（2）加强腹肌锻炼，增强腹肌张力。

（3）可配合服用补中益气丸治疗。

（4）食后不宜进行剧烈的体育活动或蹦跳动作。

肩 周 炎

肩周炎是"肩关节周围炎"的简称，又称"五十肩""冻结肩"，多发于 50 岁左右中年人。本病是由于年老气血不足，外感风寒湿邪，外伤筋骨等原因，造成肩关节囊及其周围软组织病变，引起局部疼痛，活动障碍。严重时，三角肌等可能发生不同程度的失用性萎缩，出现肩峰突起，上臂上举不便，后伸欠利等症状。

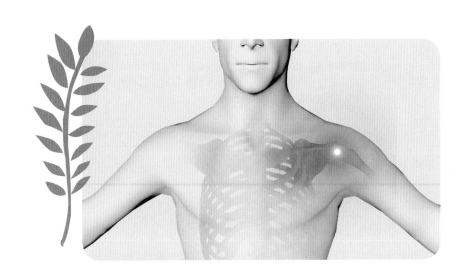

中医药科普读本 第一辑

手到病除

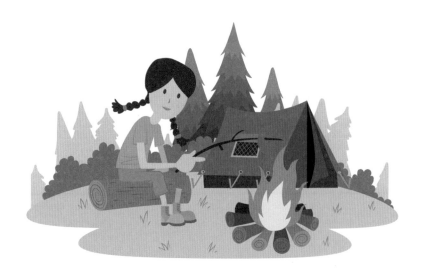

 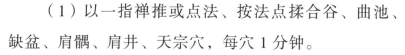**常规疗法**

（1）以一指禅推或点法、按法点揉合谷、曲池、缺盆、肩髃、肩井、天宗穴，每穴1分钟。

（2）患者坐位，术者站于患侧，用滚、揉法施术于患侧肩前部及上臂内侧，往返5次。

（3）患者取健侧卧法，术者一手握患肢肘部，另一手在肩外侧和腋后部用滚法放松局部肌肉，往返5次。

（4）术者站在患者患侧稍后方，一手扶患肩，一手握其肘部，以肩关节为轴作环转动作5～7次。

（5）继上手法完成后，术者一手托起前臂，使患者屈肘，患臂内收，患侧之手搭在健侧肩上，再由健肩绕过头顶到患肩，反复环绕5～7次，同时拿捏患肩。

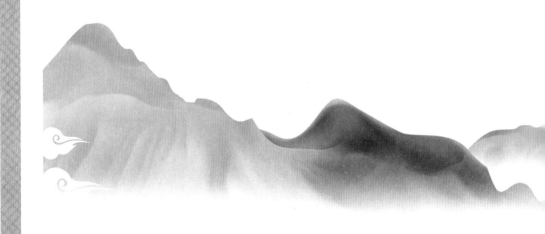

（6）术者站在患者稍前方，一手握住患侧腕部，并以肩部顶住患侧肩前部，握腕之手将患臂由前方扳向背后，逐渐用力使之后伸，重复2～3次。

（7）术者站在健侧稍后方，一手扶健侧肩部，一手握患侧腕部，从背后将患肢向健侧牵拉，逐渐用力，加大活动范围，以患者能忍受为度。

（8）术者站在患侧肩外部，用双手握住患肢腕部稍上方，将患肢提起，用提抖方法向上牵引约1分钟。

（9）上述动作完成后，以搓法由肩部到前臂反复搓动8～10次。

自我按摩

（1）以拇、食、中指点揉肩髃、肩髎、臑会、肩贞、臂臑穴，有酸胀感后，每穴持续1分钟。

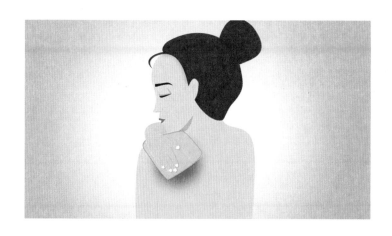

（2）点揉肩井穴 3 分钟。

（3）广泛拿捏三角肌，在可触及的结节处重点拿捏，操作 5 分钟。

（4）重点揉捻肩前部痛点（肱二头肌腱长头或短头），肩上部痛点（三角肌止点），及肩后侧痛点（冈上肌止点），操作 5 分钟。

（5）双手反复搓擦到手掌发热，沿肩前、肩后、三角肌等处搓擦捋顺，以肩部发热为度。

注意事项

做手法时应循序渐进，避免使用暴力，疼痛较重患者，应多作放松手法，待疼痛有所减轻时再作运动类手法。

腕关节扭伤

因受直接或间接暴力打击，导致腕部韧带撕裂，或合并撕脱性骨折，肌腱，腱鞘炎症改变，出现肿胀，浆液渗出，增生和粘连，称腕关节扭伤。可见腕部肿胀或血肿。受伤部位疼痛和压痛明显，腕背伸或屈腕时，疼痛加剧。关节活动受限。患肢握力减弱，甚至丧失功能。

常规疗法

（1）患者直立，屈肘，助手双手握患者肘部。术者捏患腕，进行阵发性相反方向牵拉1分钟。

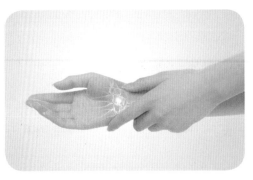
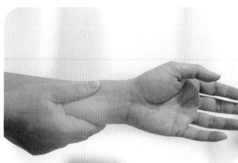

（2）以拇指或手掌在血肿处揉动 2 分钟。

（3）患者坐位，术者立于患肢侧，一手将患肢手部牵引固定，另一手拇指自腕关节向肘的方向行一指禅推法 2 分钟。

（4）患者坐位，术者立于患肢侧，一手固定患手，另一手置于腕关节周围，以拇指及其余四指旋转或向前臂揉捏 2 分钟。

（5）患者坐位，放松腕部。术者立于患侧，两手拇指按压腕关节背侧，其余手指固定手部。两手配合用力，使腕关节在拔伸情况下作顺时针和逆时针方向运摇 20 次。

 辨证疗法

急性期点内关、外关、阳谷、阳池、神门、阳溪穴各 2 分钟。

注意事项

急性发作期手法以轻柔为度，以后逐渐加重。

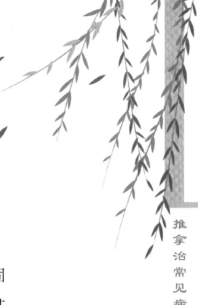

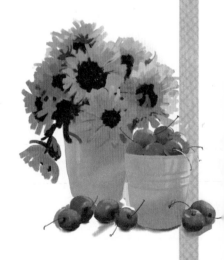

腰椎间盘突出症

　　腰椎间盘突出症又名"腰椎间盘纤维环破裂症"。是由于外伤、劳损、受寒着凉、椎间盘本身退行性病变或椎间盘有发育上的缺陷，导致椎间盘纤维环薄弱，髓核冲破纤维环而向侧后方膨出或突出，压迫神经根、马尾或脊髓产生症状。可有腰部疼痛、下肢放射痛、腰部活动障碍、患侧肢体温度下降等症状。

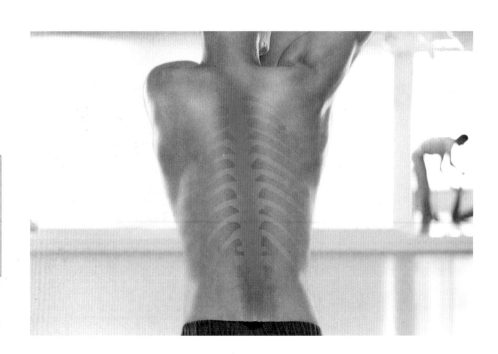

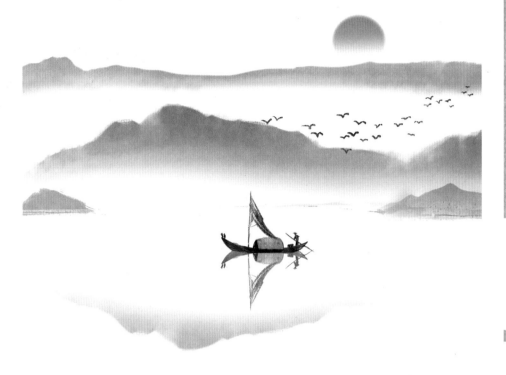

 常规疗法

（1）用滚法、揉法放松患侧腰、臀及下肢肌肉 10 分钟。

（2）点按肾俞、腰俞、委中、承山、承筋等穴，每穴 2 分钟。使患者自觉有酸胀感为佳。

（3）患者俯卧，一助手立于患者头部前方，双手伸至患者腋下，向前用力拔伸，另一助手立于患者足后方，双手握其足踝部，向后用力拔伸。术者立于患者侧方，双手重叠，有节奏地按压其腰部，使腰部振动。如此施术约 30 秒钟。如可将突出物回纳则更佳。

（4）上述手法完成后，术者一手托住患者两膝部，缓缓向上提起，另一手紧压在腰部患处，当腰后伸到最

大限度时，两手同时用力作相反方向报动。施术 1 次。

（5）然后使患者成倒卧位，术者一手抵住患者肩前部，另一手抵住臀部，把腰被动旋转至最大限度后，两手同时用力作相反方向扳动，左右各 1 次。

辨证疗法

（1）若伴下肢放射痛，则沿放射线路重点施以点、按、揉手法 10 分钟。

（2）若伴患侧肢体温度下降，则加点患侧环跳、足三里、昆仑、三阴交、太溪各 1 分钟。

注意事项

（1）病人治疗期间要卧硬板床休息，注意腰部保暖。

（2）腰椎间盘突出中央型，不宜进行推拿治疗。

（3）推拿治疗前要排除腰椎骨质病变。

手到病除

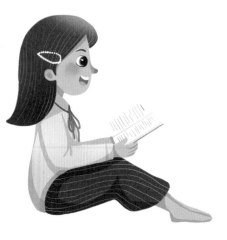

急性腰扭伤

急性腰扭伤，俗称"闪腰"，多由于卒然受暴力损伤而起，如过度后伸与前屈，扭转弯曲超过了腰部正常活动范围，或搬运重物，负重过大，或用力过度，劳动时腰部姿势不正确，或扛抬重物时，配合不协调，以及跌仆或暴力直接打击腰部，使腰部的肌肉组织受到剧烈的扭转、牵拉而卒然受伤。

 常规疗法

（1）用滚法放松压痛点周围肌肉，逐渐移至疼痛

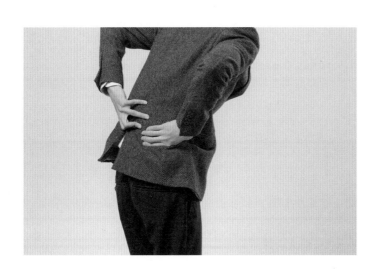

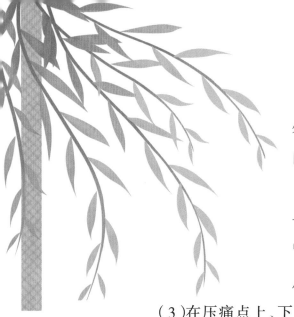

处，着重在伤侧顺骶棘肌纤维方向用滚法操作，操作10分钟。

（2）病员采取俯卧位，以一指禅推、滚、揉法按揉腰阳关、肾俞，拿委中，使穴位有酸胀感后，继续操作5分钟。

（3）在压痛点上、下方，用拇指施弹拨法治疗5分钟。

（4）患者取俯卧位。在受伤一侧，沿骶棘肌纤维方向，进行直擦，以透热为度。

（5）患者取健侧卧位，患侧在上，两手交叉于胸前，上侧肢体伸直，下侧肢体髋、膝屈曲，术者站于患者背后，一手握患者手腕部，另一手拇、食二指紧紧抓住患者裤腰带，用掌根和小鱼际肌紧紧按住病员臀部，双手配合，先轻轻晃动几下，使病员有思想准备。然后，一手用力将患者肩部向后固定，另一手将臀部推向前方，此时可听到腰部"咯嗒"响声，重复2～3遍。

注意事项

（1）治疗期间，病员卧板床休息，腰部制动3～4天。

（2）治疗时病员体位要根据病员的可能情况选择肢体最放松的位置，不宜强求某一体位。

耳鸣、耳聋

耳鸣、耳聋是老年人常见的症状，中医认为主要是肾虚或上焦火盛，以及肝、胆之火上扰所致。临床上耳鸣患者自觉耳内有鸣声，时作时止，耳聋患者自觉听力减退，甚或全然不闻外声。

 常规疗法

（1）用一指禅偏峰推太阳、听宫、听会、耳门等穴，反复推拿3～5分钟。

（2）点按翳风、章谷、风池、外关、合谷、肾俞、足三里等穴。

（3）四指并拢屈曲，以指端叩击耳后胆经双侧线，反复9遍。

（4）按揉百会穴5分钟，擦太溪、涌泉穴至发热。

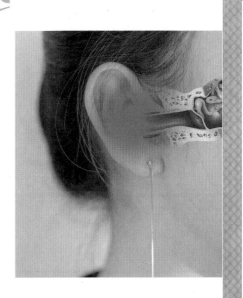

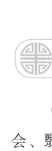

手到病除

自我按摩

（1）按揉太阳、章谷、耳门、听宫、听会、翳风、风池等穴，反复进行。

（2）四指屈曲并拢，以指端叩击耳后乳突骨。

（3）用双手掌根捂住双耳，放手的同时张口发"嗯"，如此反复3遍。

（4）擦涌泉穴至发热。

注意事项

（1）推拿手法治耳鸣、耳聋适用于初发病，病程短者，尤以预防效果为明显。

（2）必须持之以恒，坚持每天早晚两次自我按摩。

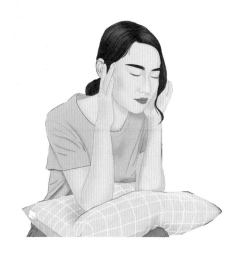

慢 性 鼻 炎

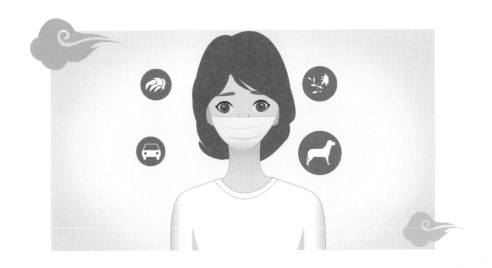

　　慢性鼻炎为临床常见而治疗棘手的疾病之一，中医称之为"鼻窒""鼻塞"等，多由急性鼻炎反复发作或经久不愈而转为慢性，并认为本病的发生与肺密切相关，治疗宜从宣肺通络，开窍行气，醒脑泄浊着手。

常规疗法

　　（1）揉按风池穴，令酸胀感从枕部向头顶、前额及鼻根放射，约5分钟。

（2）按揉肺俞、大椎约 3 分钟。

（3）推揉睛明、太阳、承泣、迎香、头维穴，约 10 分钟。

（4）推抹印堂至上星、印堂至太阳、印堂至迎香各线约 2 分钟；点百会 5 分钟。

自我按摩

（1）点揉印堂、上星、通天、迎香、风池各 1 ~ 2 分钟。

（2）擦面，以透热为度。

注意事项

（1）做鼻周手法，应注意手指清洁卫生。

（2）锻炼身体，增强体质，预防感冒。

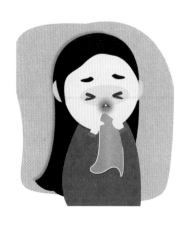
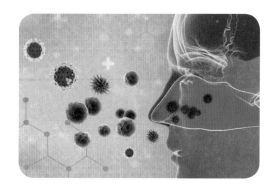

青少年近视

近视多发生在青少年期，除部分有遗传因素外，大部分与灯光照明欠佳，看书习惯不良有关，导致眼球前后轴拉长而屈光不正，使成像聚光点落在视网膜之前。这样，远视时视物模糊，近视过久出现头晕眼胀、疲劳等症。中医认为属肝血肾精不足，目系失养。治疗宜补益肝肾，舒通眼络。

常规疗法

（1）以一指禅推法分别推揉双侧眼眶，约6分钟。

（2）点按印堂、攒竹、四白、睛明、鱼腰、承泣、瞳子髎及风池等穴，各1～2分钟；点揉合谷穴1～2分钟。

（3）点按肝俞、肾俞1～2分钟，直推背部10遍。

自我按摩

（1）点按上述眼周穴位，各1～2分钟。

（2）轮抹眼眶10遍。

（3）擦面以透热为度。沿额至太阳，经颊至额，再由下向上沿鼻侧推至额部的路线。

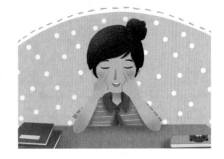

后　　记

本套书在编写过程中，参阅了大量的相关著作、文章等，其中涉及很多名家医案、医方、歌诀、杂记、传说、故事等。对于部分入选的医方、歌诀等内容因未能与原作者取得联系，谨致以深深的歉意。敬请本书入选的医方、歌诀等的原作者及时与我们联系，以便我们支付给您稿酬并赠送样书。

同时我们欢迎广大医学研究者、爱好者提出宝贵的建议，踊跃荐稿。

联系人：刘老师

电话：0431 — 86805559

地址：吉林省长春市春城大街 789 号

邮编：130062

邮箱：359436787@qq.com